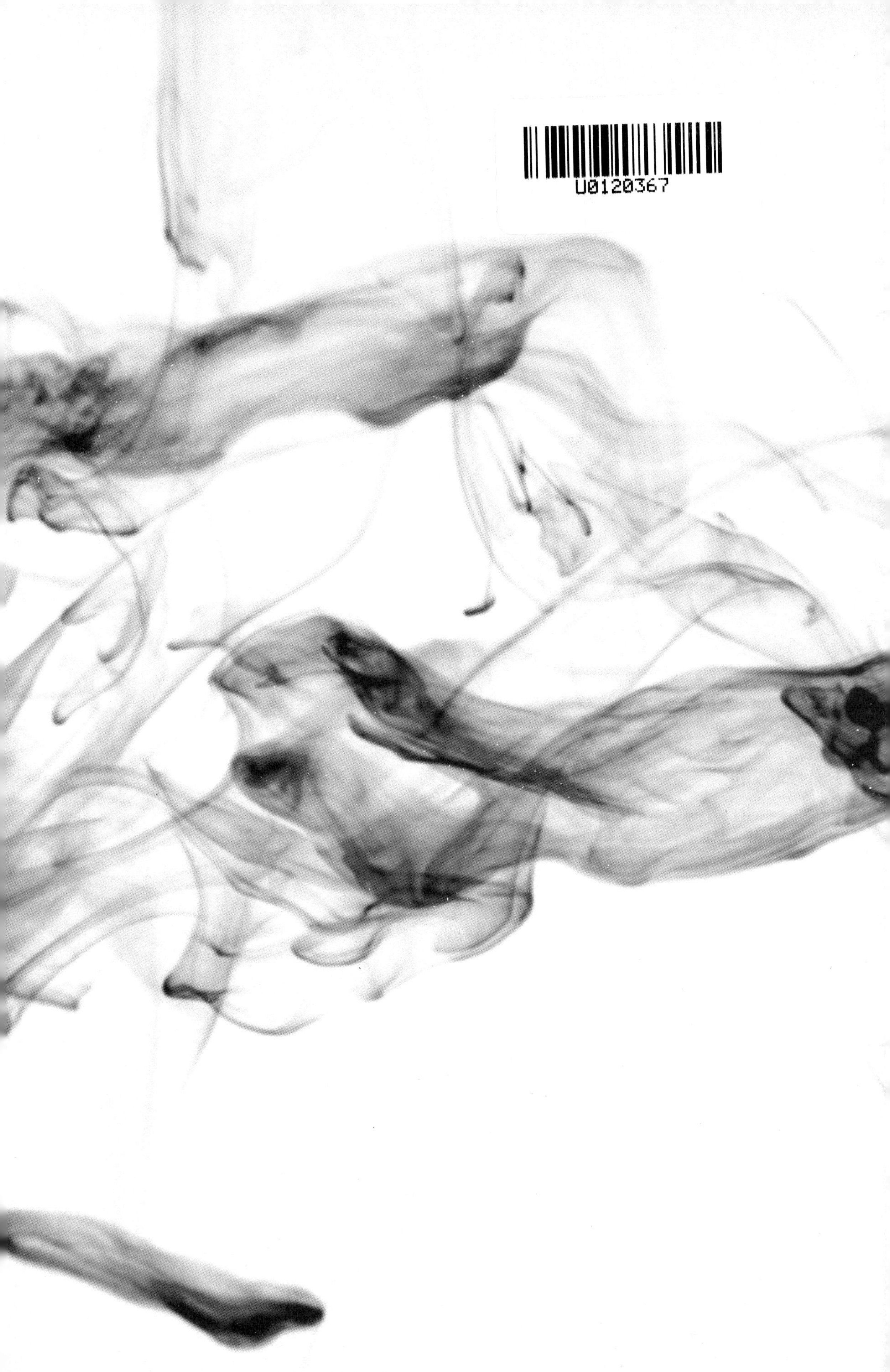

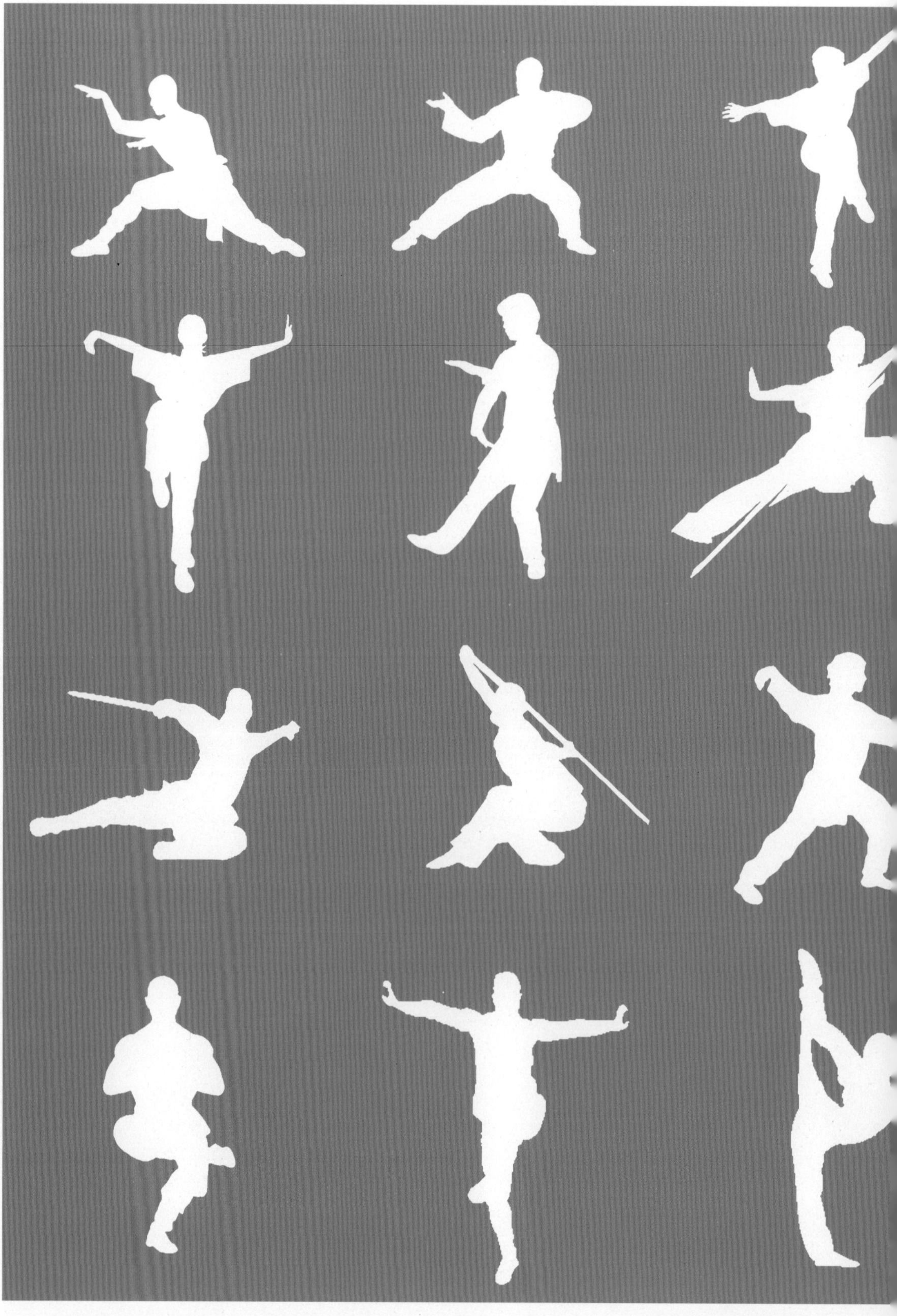

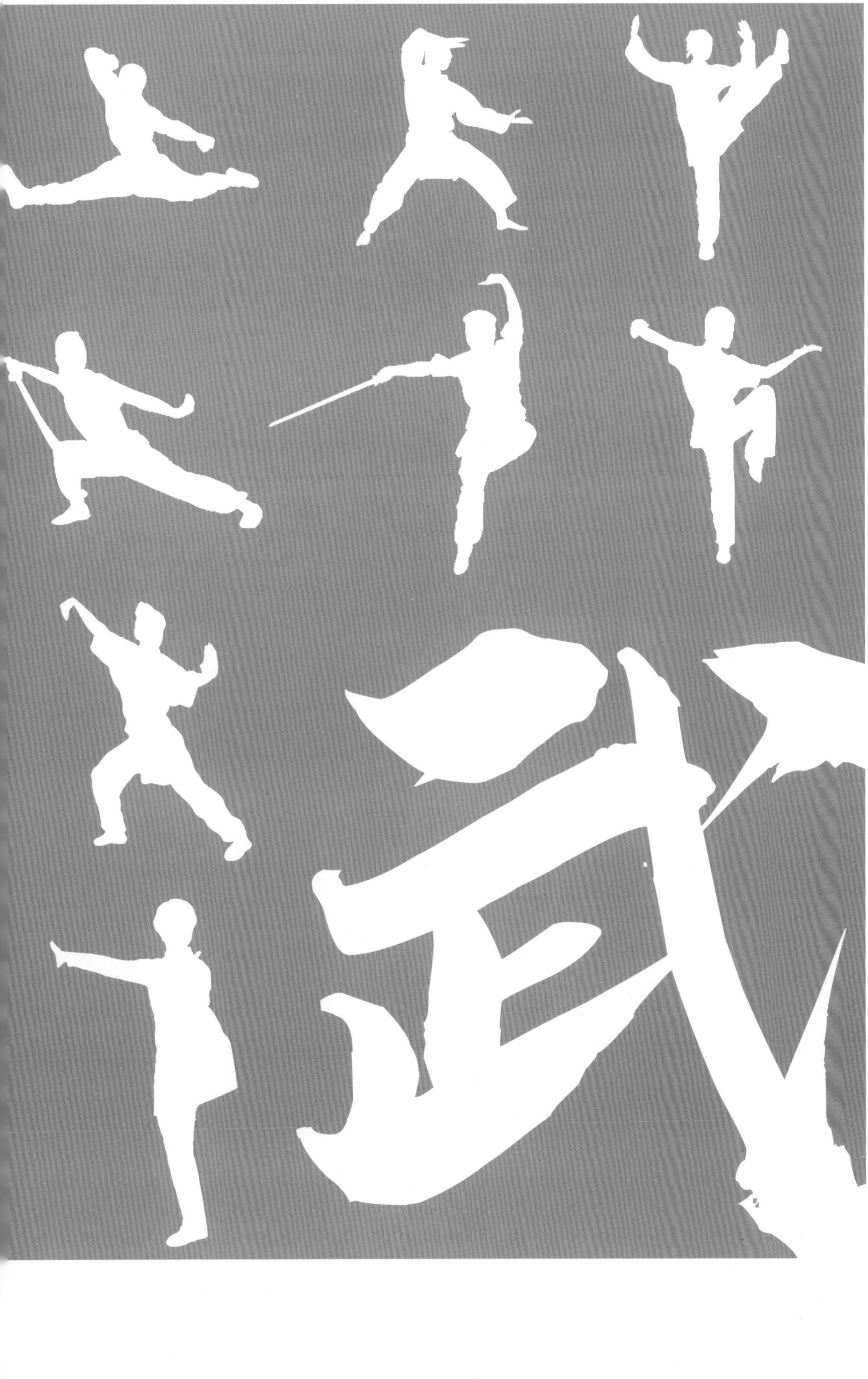
武

国家出版基金项目
NATIONAL PUBLICATION FOUNDATION

司红玉 主编 / 侯　雯 动作示范

武术中国

大　舞

司红玉　王春阳 编著

中原出版传媒集团
中原传媒股份公司

河南电子音像出版社
·郑州·

图书在版编目（CIP）数据

大舞 / 司红玉，王春阳编著 . —郑州 ：河南电子音像出版社，2021.11
（武术中国）
ISBN 978-7-83009-405-8

Ⅰ . ①大… Ⅱ . ①司… ②王… Ⅲ . ①健身运动-基本知识 Ⅳ . ① R214

中国版本图书馆 CIP 数据核字（2021）第 220358 号

大舞

司红玉　王春阳　编著

“武术中国”养生系列编委会
主　　编：司红玉
编　　委：王春阳　李怀亮　韩向阳　常冬萌　王逸桐　张　婧　杜亚星
　　　　　蔡敬芳　尹宁宁　马凯婷　雷莹莹　张　杨　李清阳子
动作示范：侯　雯

出 版 人：温新豪　　选题策划：郭笑丹
责任编辑：赵丽洁　　责任校对：李晓杰
装帧设计：刘运来工作室　　造型设计：赵雨琪
摄　　像：林伟峰　徐瑞勋　　视频后期：范丽娜　李沃桐　韩小枝
录　　音：胡　辉　王　珅　　美　　工：张　勇　李景云　郭　宾

出版发行：河南电子音像出版社
地　　址：郑州市郑东新区祥盛街 27 号
邮政编码：450016
经　　销：全国新华书店
印　　刷：河南省诚和印制有限公司
开　　本：787 mm×1092 mm　1/16
印　　张：8 印张
字　　数：119 千字
版　　次：2021 年 11 月第 1 版
印　　次：2021 年 11 月第 1 次印刷
定　　价：56.00 元

总序

吴彬

中国武术研究院专家委员会委员
国家级武术教练
享受国务院政府特殊津贴专家
中国武术九段
国际武术联合会技术委员会原主任
亚洲武术联合会技术委员会主任
中国武术协会副主席
北京武术院院长

文化是民族的血脉，是人民的精神家园。中华文化独一无二的理念、智慧、气度、神韵，增添了中国人民内心深处的自信和自豪。中华武术是中华传统文化中的重要部分，是弘扬中华文明的重要渠道。说起武术，就不能不提河南，少林和太极，那是享誉全球！

党的十八大以来，以习近平同志为核心的党中央高度重视、关心体育工作，将全民健身上升为“健康中国战略”，推动了全民健身和全民健康深度融合。2017 年 8 月在天津举办的第十三届全运会即将开幕之际，习近平总书记在会见全国体育先进单位和先进个人代表等时强调，加快建设体育强国，就要坚持以人民为中心的思想，把人民作为发展体育事业的主体，把满足人民健身需求、促进人的全面发展作为体育工作的出发点和落脚点，落实全民健身国家战略，不断提高人民健康水平。

河南电子音像出版社出版的这套“武术中国”系列图书自立项以来，就以起点高、形式新等诸多优点，受到广泛关注，并于 2016 年入选“十三五”国家重点图书、音像、电子出版物出版规划，2019 年入选国家出版基金项目。

“武术中国”系列图书底蕴深厚、权威性高，又贴近读者，实操性强。它不仅仅挖掘、整理了我国优秀传统武术文化，而且着力突出武术这一传统文化在健身、提高全民素质上的重要意义，引导读者从健康、健身的视角看待和尝试中国传统武术。这套丛书的作者大多是我国武术界的著名老师，如朱天才、梁以全、曾乃梁等。这套丛书还首创了积木式教学、动作加呼吸的高阶健身方式，以及在传统武术中融入中国古典音乐、书法等元素符号，提高了读者阅读兴趣和出版物品位。所谓积木式教学，就是把教学单元分解为每一个动作对应一个视频，比如陈氏太极拳老架一路有 74 个动作，积木式教学就是把教学分解为 74 个教学单元，读者掌握单个动作后可自主进行套路学习。书中每个教学动作之后附有二维码，读者通过手机扫描二维码可随时在线观看视频。这种方式的教学降低了读者的学习门槛，提升了他们的学习兴趣。

希望这套丛书的出版，能使广大读者深入了解、喜爱我们的民族瑰宝，开启新时代健康精彩的人生！

吴彬

前言

健身气功是中华民族的文化瑰宝，具有悠久的历史和深厚的文化底蕴。在历史上，其作为民族传统体育项目，主要以一种独特的身心锻炼方法，即自身形体活动、呼吸吐纳、心理调节相结合的运动形式，使身心处于和谐状态。“流水不腐，户枢不蠹，动也。形气亦然。形不动则精不流，精不流则气郁。”中国古人非常重视运动养生。运动养生在养生学中占据着重要的地位，因运动形式的不同，会有不同的称谓，比如导引术、吐纳、行气、气功等。2001 年，国家体育总局健身气功管理中心遵循“取其精华，去其糟粕”的创编原则，按照“讲科学，倡主流，抓管理”的工作总体思路，组织体育、医学等方面的相关专家，在挖掘整理优秀传统气功功法的基础上，按照科研课题的方式，先后创编了 11 套健身气功新功法。

2016 年 10 月，中共中央、国务院印发了我国首次于国家层面提出的健康领域中长期战略规划——《“健康中国 2030”规划纲要》（以下简称《纲要》）。《纲要》指出，要发挥全民科学健身在健康促进、慢性病预防和康复等方面的积极作用。新时代群众对美好生活、科学健身愈加追求和需要，对学练健身气功的兴趣与日俱增。健身气功已成为深受广大群众喜爱和推崇的时尚健身运动。

为满足广大健身气功习练者的迫切需求，2019 年 7 月，我们开始启动健身气功图书的编撰工作。这次选取的 9 种新功法，在图书编写内容上与国家体育总局健身气功管理中心主编的内容有所不同。每本书共分三章：第一章是健身气功概述，第二章是具体新功法，第三章是新功法技术。每章内容的编排以方便习练者阅读、学练为宜，不仅适宜于健身气功初学者，而且对有一定基础的学练者也会有显著的增益和提高。

目前，健身气功成为广大群众强身健体、增强体质的一项养生选择。为了更好地继承和发扬优秀传统养生文化，推动健身气功的持续良性发展，我们推出了“武术中国”健身养生系列图书，希冀能为健身气功的推广、普及提供理论支撑和技术保障。由于编撰者的能力及水平有限，书中难免有纰漏与不足之处，敬请各位专家、学者、读者给予斧正。

河南电子音像出版社长期致力于武术文化的宣传和推广，出版了大量武术精品，以百集“中国民间武术经典”为代表，其在海内外发行之后，深受广大武术界朋友的欢迎和好评。此次“武术中国”系列出版工程，以中国博大精深的武术文化为核心内容，邀请诸多武术名家从少林武术、太极拳以及其他拳种的历史演变、风格特点、文化特点、养生健体功效、传世歌诀、套路概述、拳术套路、器械套路等方面详细阐述，以此普及传统武术套路，抢救挖掘稀有武术拳种。

“武术中国”系列于 2016 年入选“十三五”国家重点图书、音像、电子出版物出版规划，2019 年获得国家出版基金资助。这套丛书的出版发行，将有力地促进中国武术文化的发展和繁荣，对传播、推广、弘扬中华民族优秀武术文化，起到巨大的助力作用。

需要指出的是，本套书中详注的图片分解动作是针对入门者而言的基本动作，而视频演练者都是精熟于这些动作的武术行家，他们演练动作快速连贯、行云流水，从而有个别动作在幅度、速度等方面与书中静止的图片分解动作或存在些许出入。初练者在长期反复练习后，也能做到熟能生巧、灵活运用。

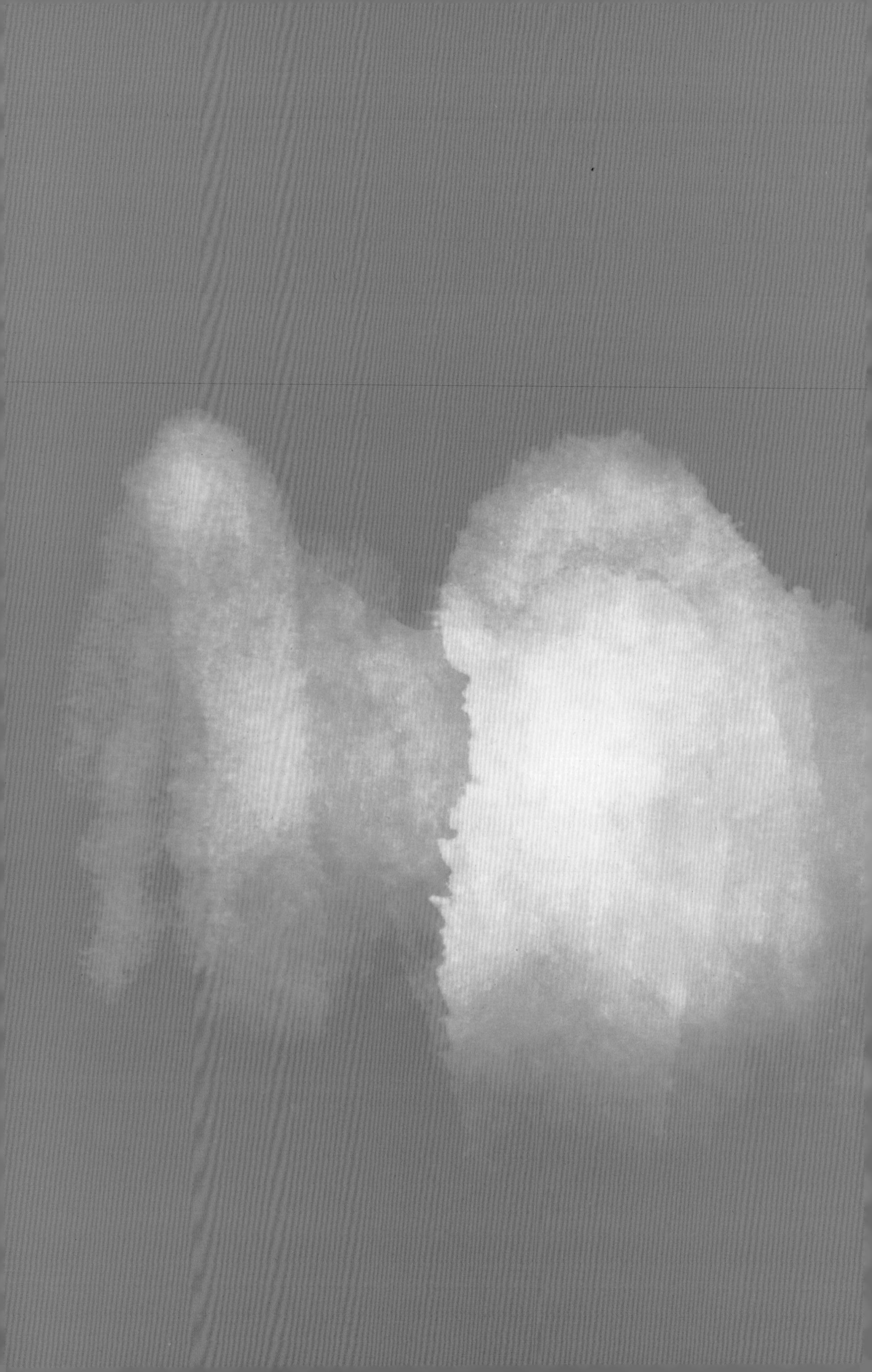

目录

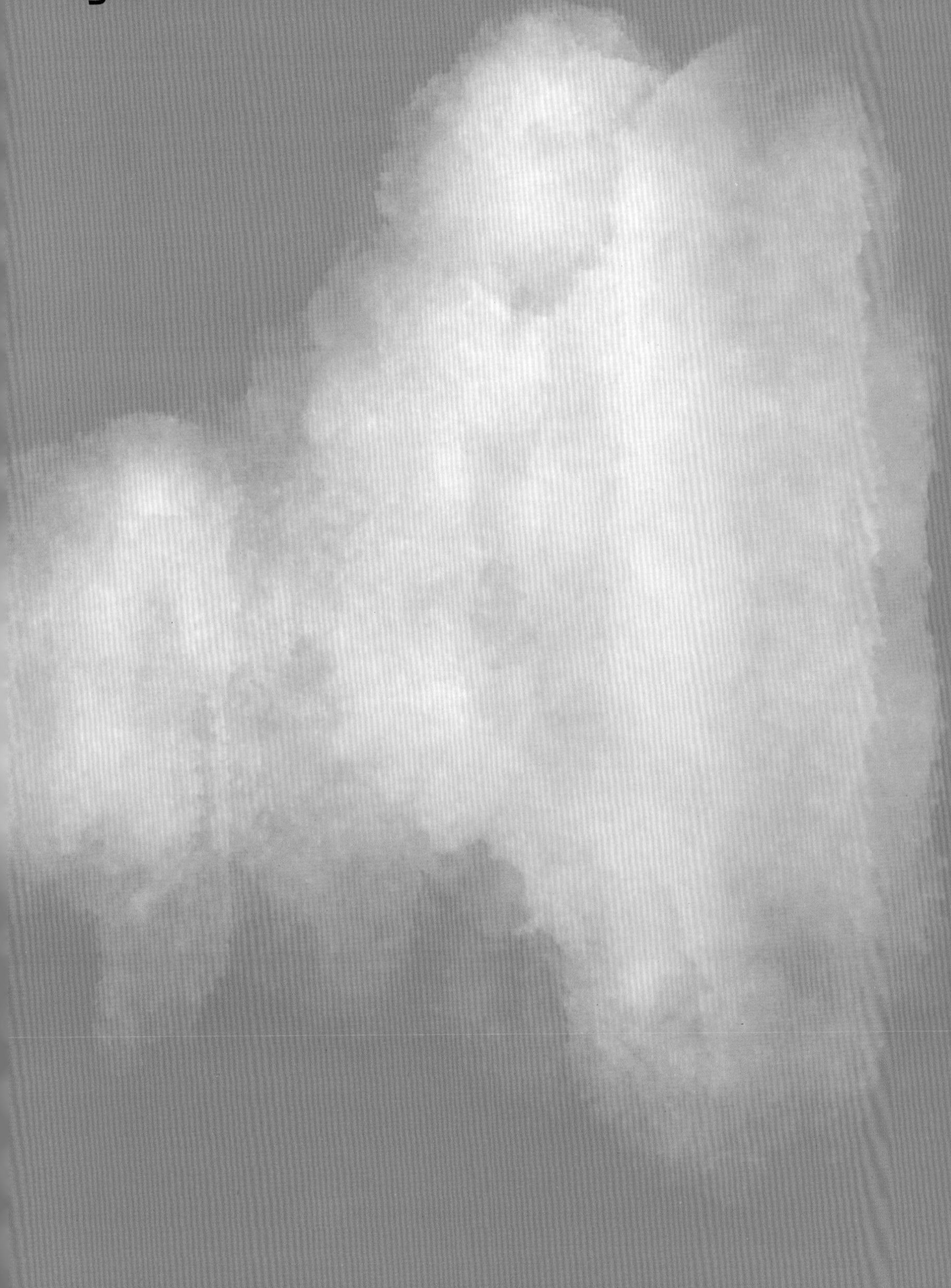

大舞

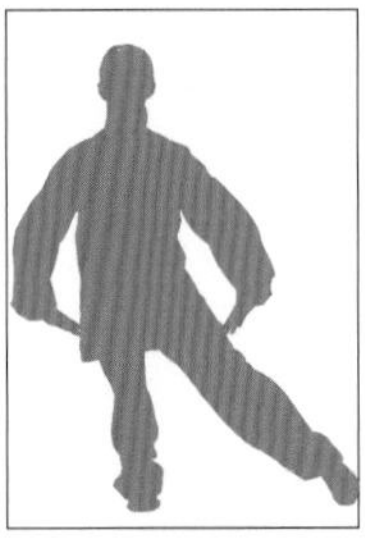
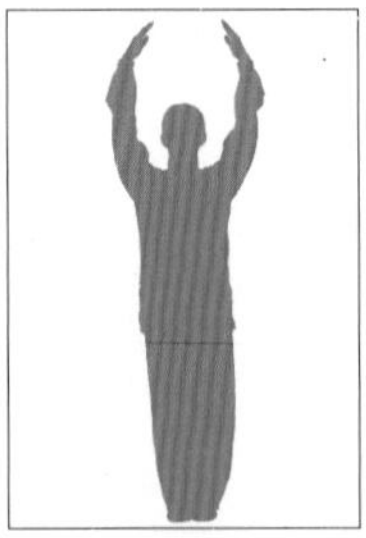
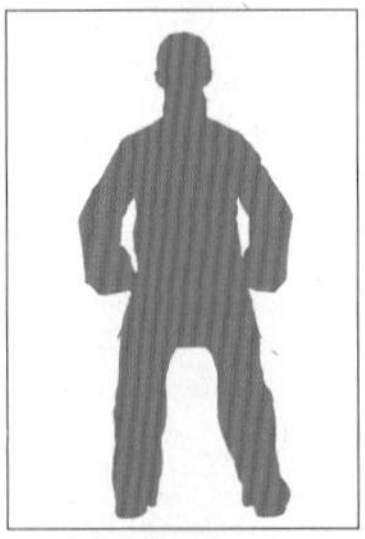
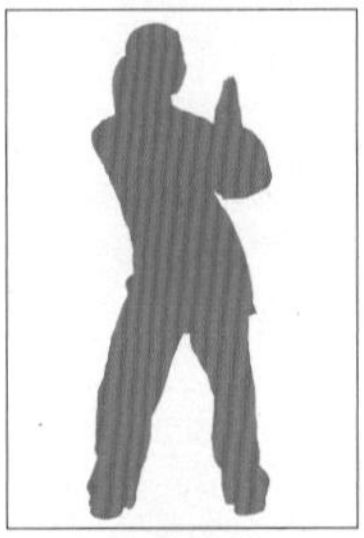
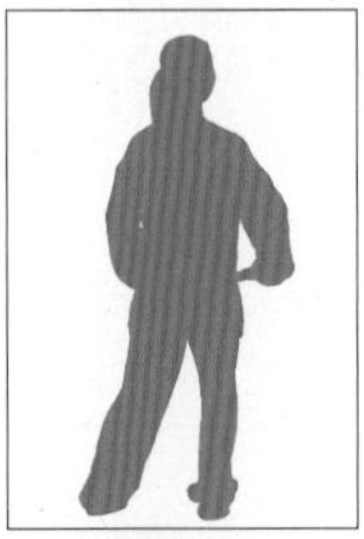
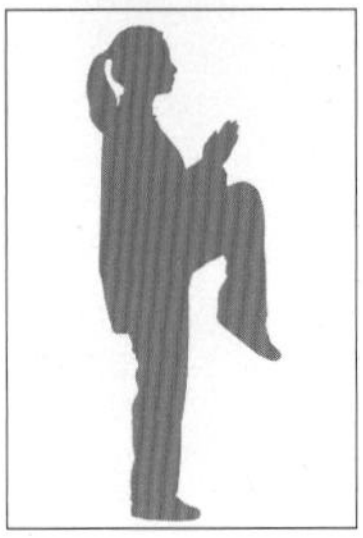

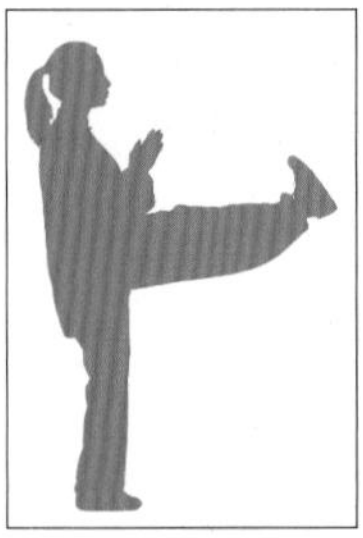
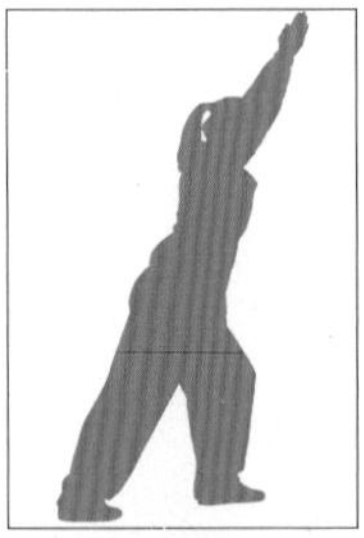
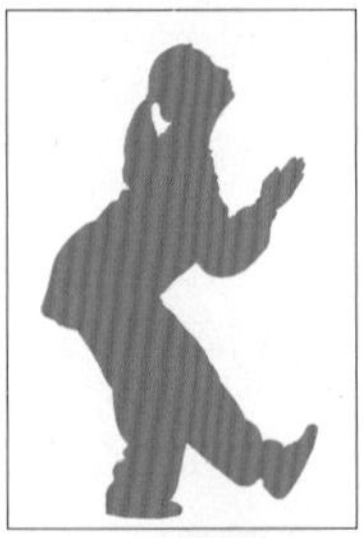
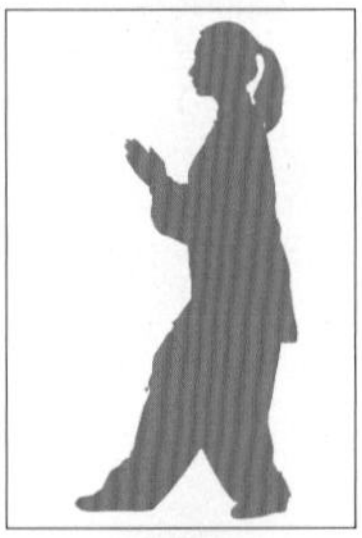
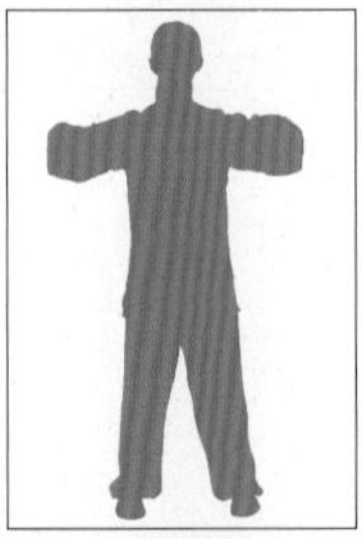
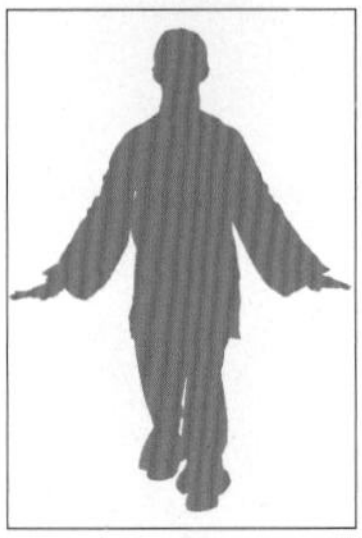

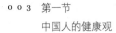

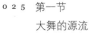

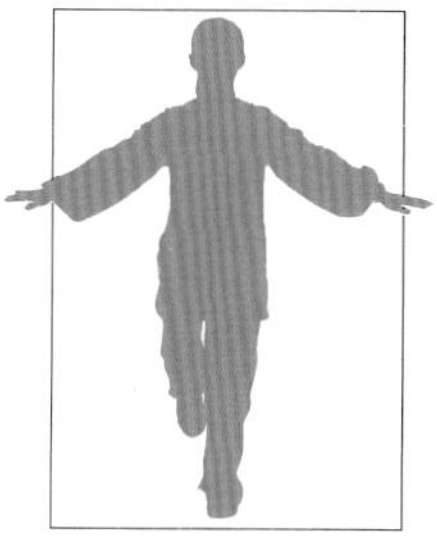
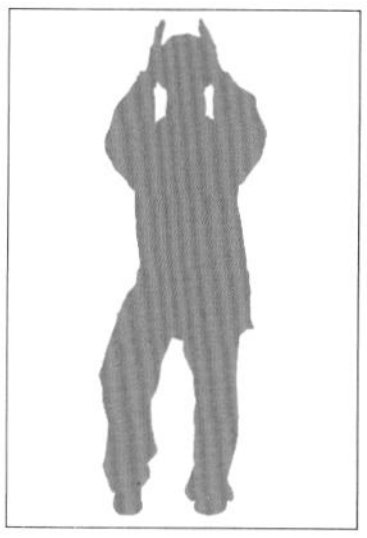
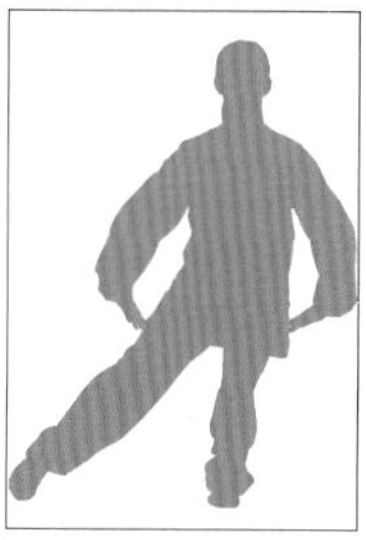
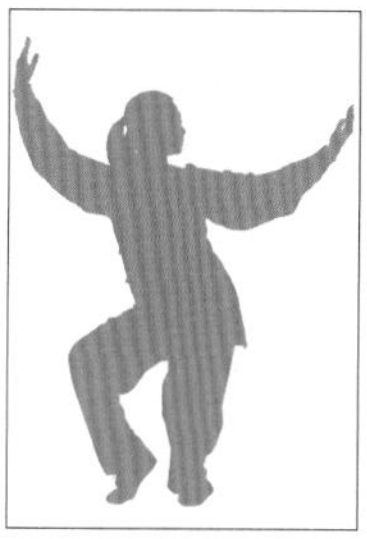
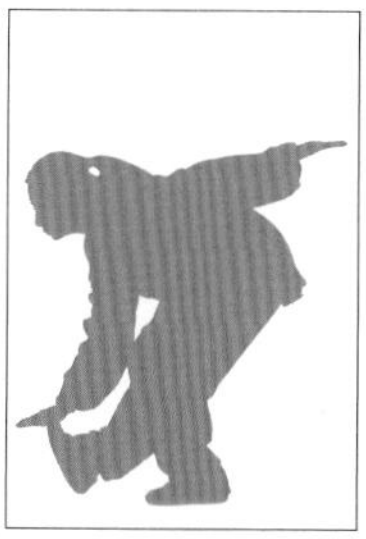
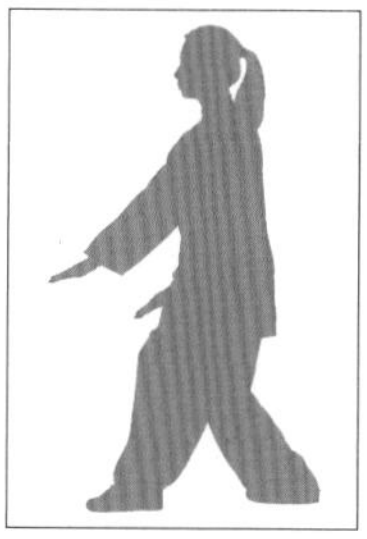
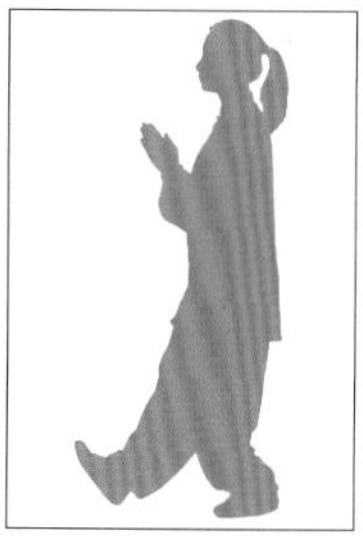
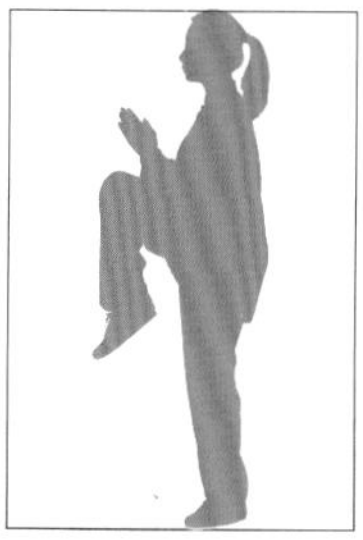
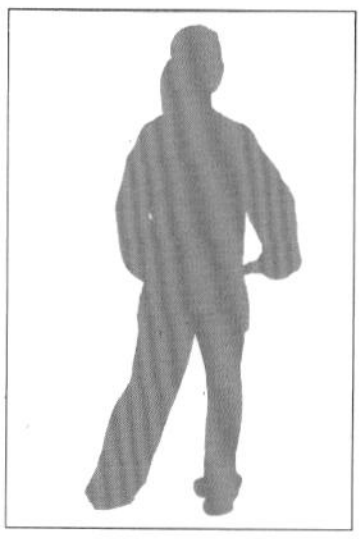
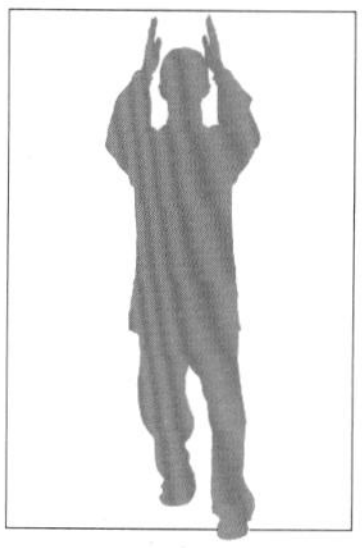
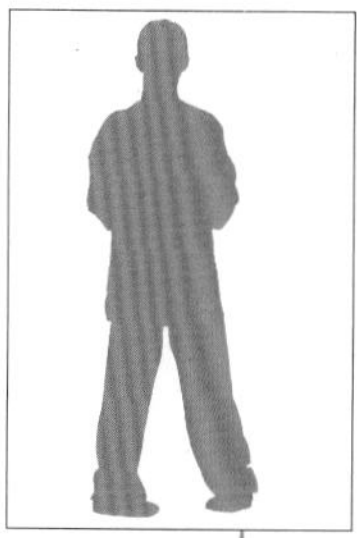
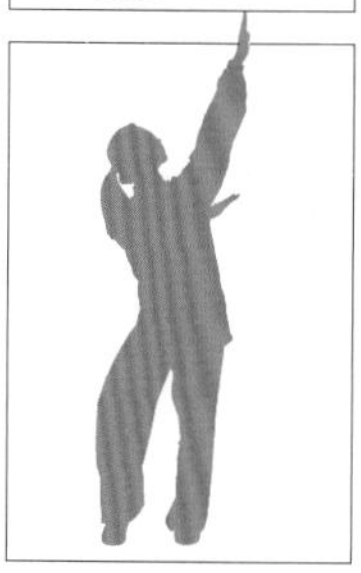

健身气功强调调身、调息、调心合一。

第一章
健身气功概述

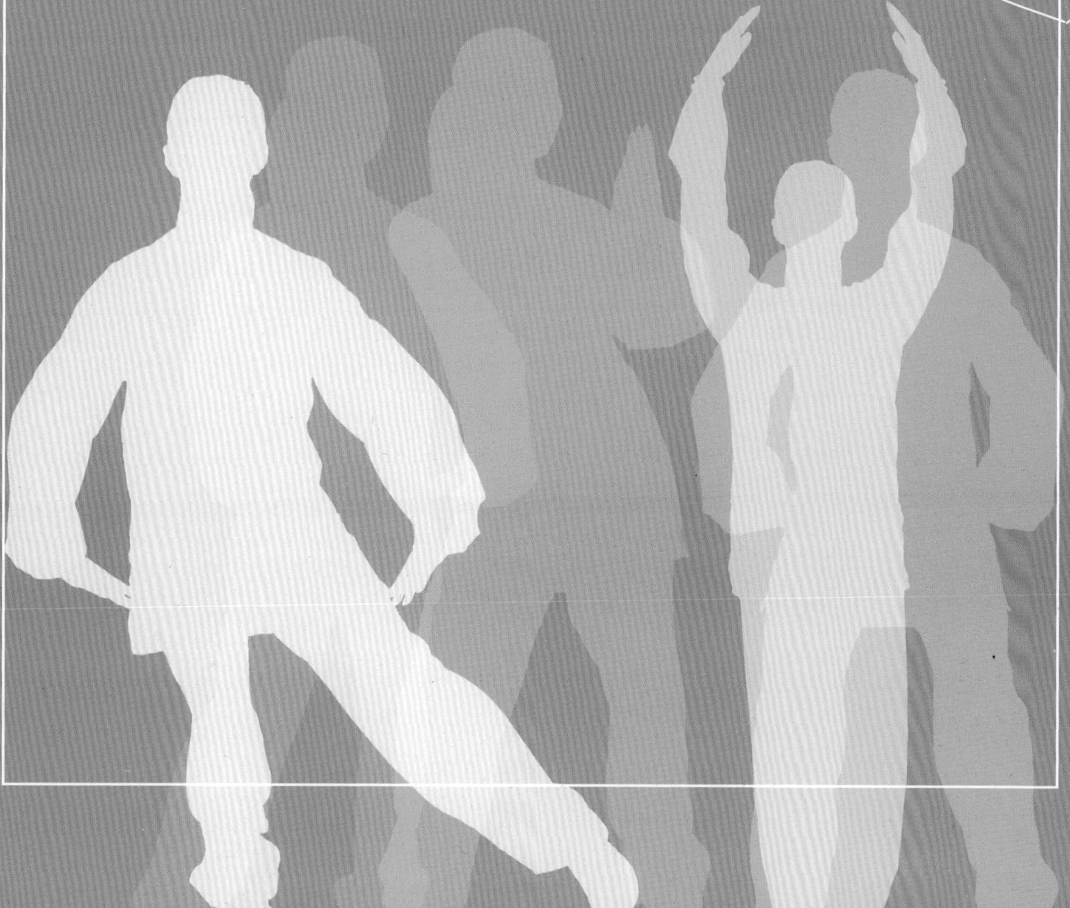

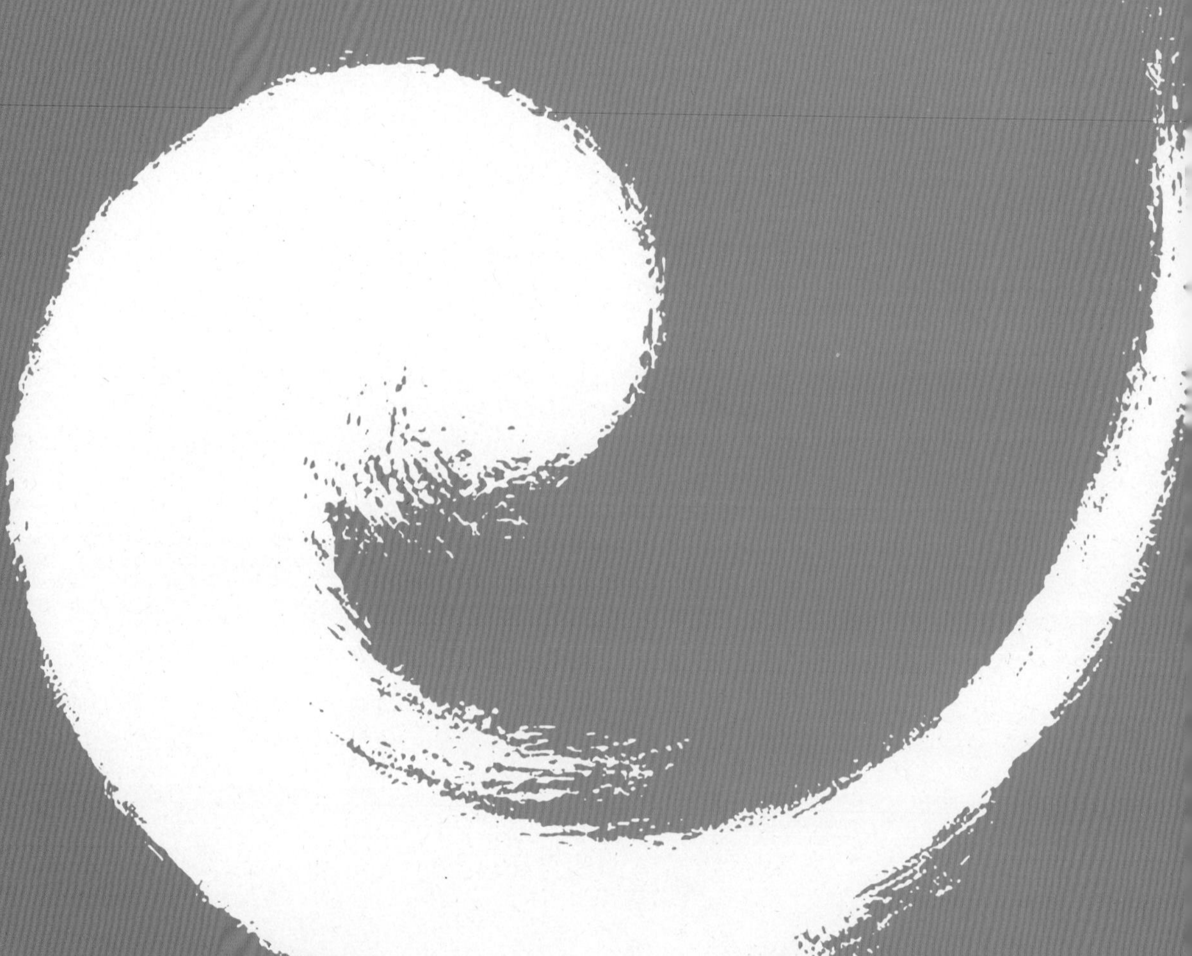

第一节 中国人的健康观

健康从古至今都是备受人们关注的话题，随着科学的发展、社会的进步，大家对健康内涵的认知也随之得到了极大的提升。

一、关于健康观

1. 原始健康观

原始社会，刀耕火种，囿于认知局限，古人没有厘清健康与生命的区别，认为健康就是生命，活着就是健康，健康就是活着，“长寿”和“无疾”就是当时人们的健康观。为了追求长寿和无疾，且出于对自然灾难的恐惧，一方面先人们求仙访道，企图通过神灵膜拜和祈福祝祷实现消灾祛病的愿望；另一方面在自我康复经验的基础上积极探索，基于饮食、情志、房劳、避病、运动等方面提炼出养生方法，诸如“食饮有节，起居有常，不妄作劳，适时进补，虚邪贼风，避之有时……精神内守，病安从来”“春三月，此谓发陈，天地俱生，万物以荣，夜卧早起，广步于庭，被发缓形”等，形成了传统中医的雏形，为中华传统中医药文化和养生学说奠定了基础。

2. 传统健康观

中国传统的健康观念根植于中华民族文化，呈现出多元化的特点。各家养生理论与养生实践或兴起，或继承，或延续，皆与其养生文化或其哲学思想一脉相承。中国传统的健康观念、养生理念汲取了儒、道、释等众家学说的文化精粹，在兼蓄三家、彼此独立又极具内涵特色的健康观的基础上，与人体机能进行有机联系，将疾病的产生、发展与养生、防病紧密地结合在一起。

（1）儒家健康观。

以孔子、孟子两位先贤为代表人物的儒家学派，主张饮食健康、心性修养、道德修身三者相统一的健康观，希冀通过合理的生活方式和精神修为来实现延年益寿。

在饮食方面，儒家认为饮食有节、餐时神注、长幼异食、食饮精良是减少疾病发生、增进健康的重要措施。在《论语·乡党》中有“食不厌精，脍不厌细”的论述，并提及关于食物的形、色、味、时、料等各种不食禁忌。

在心性修为方面，儒家奉行中庸、和谐、仁爱的思想，主张世人心性要不断完善，品行要持续修为。“中庸”讲究不偏不倚、平常适度。“天人合一”指人与自然、与社会、与他人要和谐相处，在各种交互关系中寻求“中和之美”，是一种高境界的和谐观。《孟子·尽心上》中提到“尽其心者，知其性也。知其性，则知天矣”，主张把人类精神世界放于天地、万物乃至宇宙中去体悟、扩充、锻铸，使人类心灵在更宏大的背景中得以开放和旷达。这正是儒家精神追求的气魄和格局。

在道德修身方面，孔子有“大德必寿”“仁者无忧”“仁者寿”的观点，意指凡注重自我人格的完善，加强德行修养，胸怀坦荡、仁慈谦让、精神爽朗、光明磊落的人，都能健康长寿。孔子言论中也有与上述正面要义相反的阐述，如“小人长戚戚”，指道德修养不高，易斤斤计较、患得患失的人，若长期处于这种焦虑、紧张、不安的状态中，内心的平衡易被打破，容易导致神经系统和内分泌系统失调，使自身免疫力下降。孟子主张“得志，泽加于民；不得志，修身见于世。穷则独善其身，达则兼善天下”，以此劝慰人们既要积极进取，有所作为，又要洁身自好，尽力保持人格独立和心理平衡，以达到健康状态。儒家养生强调道德伦理的规范，推崇以德养生，这与现代健康观强调的道德健康有着异曲同工之妙。

（2）道家健康观。

以老子、庄子为代表人物的道家，主张天地万物应顺应自然发展的规律，维系人体体内、体外的阴阳平衡，清静无为、形神兼养的自然养生健康观。

阴阳平衡是生命活力的根本。阴阳平衡，则人健康，有精气神；阴阳失衡，则人就会患病、早衰，甚至死亡。所以道家养生的宗旨是维系生命的阴阳平衡。中国古代哲学经典巨著《易经》告诉我们，阴阳运动是万事万物的运动规律。生命阴阳平衡的含义是脏腑平衡、寒热平衡及气血平衡，其总则是阴阳协调，实质是阳气（功能）与阴精（血、津液等）的平衡，也就是人体各种功能与外在环境的协调。《黄帝内经·素问·生气通天论》中记载：“阴平阳秘，精神乃治；阴阳离决，精气乃绝。”“阴平阳秘”即指阴阳平衡，强调机体及其内外环境的相互平衡与协调，方能保持身体的整体健康。

道家对个体心性的修养也极为重视。《庄子·内篇·养生主》讲“安时而处顺，哀乐不能入也，古者谓是帝之县解”，明确提出人体健康要顺应自然，保持良好情绪，切忌过分激动、大悲大喜等激烈的情绪波动。

在个体与社会的关系方面，道家主张“生道合一”，即凡热爱自己生命，并泛爱万物生命的人，可与大“道”相通，能“死而不亡”，使生命具有不朽的价值。道家的养生理论是：人不是独立的个体存在，而是存在于相互依存、相互制约的宇宙大系统中；个体生命的健康与周围的环境，包括自然环境和社会环境，是息息相关的，且注重整体的协调性。这些论述与现代健康观所要求的良好社会适应性内涵相似度颇高。

在个体道德修养方面，道家注重“性命双修”，即修性、修命同等重要，“性功”贯穿“命功”，所谓“修得一分性，保得一分命”，因此，修炼离不开内在的心性和道德的修养。《抱朴子·内篇·对俗》中有“欲求仙者，要当以忠孝、和顺、仁信为本。若德行不修，而但务求玄道，无益也”。道家认为，要想“与道合真”，必须修德，多做合乎道德之事，不让世俗的喜怒哀乐扰乱自己的恬淡心境，从而保持自己的自然天性。通过这种精神状态的修炼，不求于“道”，而“道”自归之，无为而自得。“药王”孙思邈在《千金要方·养性》（《千金要方》原名（《备急千金要方》）中也说：“夫养性者，欲所习以成性，性自为善，不习无不利也。性既自善，内外百病自然不生，祸乱灾害亦无由作，此养性之大经也。”同时还指出：“德行不充，纵服玉液金丹未能延寿。”这些都是强调道德修养对人体健康的重要影响。

（3）释家健康观。

以释迦牟尼为宗的释家学派奉行的健康观，主张遵循佛教的行为规范，约束修行者的所做、所言、所想。通过释家特有的修行方式“禅定”或“禅修”，修身养性，克服外界六尘（色、声、香、味、触、法）的诱惑和内心七情六欲的困扰，精神得以专注、安详，并因“禅定”使人产生智慧，排除人内心产生的种种烦恼和颠倒妄想，解除人的“心病”，从而达成释家所认为的修行健康。

佛教认为，人的身体由地、水、火、风四大要素构成，如若“四大”不调，便会产生种种疾病，加上生命无常，必然带来生老病死的痛苦。因此，佛教反对对身体过分的照顾，认为应将更多的时间和精力用于学佛悟道，以自利利他，广度众生。另外，佛教认为“人身难得”，应倍加珍惜。若病痛缠身，则无法安心修悟，所以学佛之人应“借假修真”，应具有健康的体魄。

佛教不仅重视自我保健，还鼓励主动关心他人疾苦。大乘佛教秉持“慈悲济世”的思想，有专究医药的医方明。在藏传寺院中还设有专门的藏医学院，探究藏医学的发展。在汉传佛教历史中，僧人长寿者甚多，不少高僧熟谙医术，悬壶济世，为世人所称道。

在个体与社会的关系方面，释家学派教导人们通过对心灵的净化，达到人与天地万物的和谐，即人与人、人与自然、人与社会的和谐依存。

在个人道德修养方面，释家主张为善去恶，以慈悲立心，通过抑制内心的恶，扩充内心的善，以期形成良好的善心状态，从而达到心灵的宁静与和谐。“五戒”是佛教徒必须遵守的基本戒律，即“不杀生，不偷盗，不邪淫，不妄语，不饮酒”，是释家“因戒生定，因定发慧”“断诸恶法，修诸善法”的基本持守，强调了品行修养对个体生命的精神意义。

除上述三家健康观外，对于人类健康的研究，我们不能不提及中医家健康观。

（4）中医家健康观。

中医家健康观注重人体健康的整体性和系统性,主要有预防观、整体观、平衡及辩证观，目的在于未病先防，未老先养，天人相应，形神兼备，调整阴阳，补偏救弊，动静有常，和谐适度。

中医家健康观讲究动态平衡、阴阳平衡，认为阴阳者，天地之道也，万物之纲纪，变化之父母，故“夫四时阴阳者，万物之根本也”。哲学上的阴阳学说用来解释世界，养生学上的阴阳学说用来解释人体，认为人体“内有阴阳，外亦有阴阳。在内者，五藏为阴，府为阳；在外者，筋骨为阴，皮肤为阳”。对于养生，《黄帝内经》认为，必须“审其阴阳，以别柔刚；阳病阴治，阴病阳治”。人体是一个处于动态平衡的有机整体，在阴阳方面表现为互根互化、消长平衡，在脏腑之间表现为相生相克、相互制约，在人与外界的关系方面表现为天人相应，等等。中医家深受中国传统文化中“天人相应”整体观的影响，认为人体顺应自然界的变化，尤其是顺应四季气候的变化，也是健康的关键所在，由此则发展出“四时五藏阴阳”等脏象理论。

中医家认为人体是形神相依、心身相关的统一体，形与神相互依附，不可分割。形为神之宅，神为形之主，无形则神无以生，无神则形无以活。由此，中医家认为健康建立在形神二者和谐统一的基础上，正如《黄帝内经·素问》所言：“故能形与神俱，而尽终其天年，度百岁乃去。”

中医家还讲究“正气”，正气又称为“元气”“真气”等。中医家认为：正气是人体生命活动的动力和源泉，是维持和体现人类生命健康的基础所在；正气与病邪相对而立，对人体生命活动有推动、温煦、防御、固摄作用。

以实用、实效为目标的中医家强调动静结合的健康观。孙思邈认为生命要有动有静，动静结合方为妙。他倡导的“动”意指“流水不腐，户枢不蠹”；他倡导的“静”是在超越佛教“禅定”、道教“坐忘”的行为之上，更追求精神气质的从容安详，静则神藏，静则神养，静则神清志宁。

3. 现代健康观

现代健康的含义已远远超越了原始健康观所推崇的身体无疾这

样的单一含义。根据世界卫生组织（WHO）的解释，健康不仅是指一个人的身体没有出现疾病或虚弱现象，而且还指生理上、心理上和社会适应性上的完好状态，这就是现代关于健康认知的较为完整的科学概念。相关专家经过研究后得出如下健康公式：

健康＝情绪稳定＋运动适量＋饮食合理＋科学的休息

现代健康观推崇的是整体健康，是多元的、全面的健康，可以归纳为生理、心理和社会适应性三个方面，同时这三个方面又通过相互作用而建立联系，使得人们以全面健康的面貌参与到广泛的社会生产和生活中。现代健康观包括以下几点。首先，身体健康是全面健康的物质基础。身体指人体的生理结构，包括体重、视力、力量、肢体协调性、忍耐力、对疾病的易感水平和恢复力等具体方面。其次，心理健康是全面健康在精神层面的要求，包括智力、情绪、意识等精神方面。智力是指人们接收和处理信息的能力，在很大程度上决定了我们的生活质量。需要特别提及的是情绪对健康的影响。情绪往往表现为生气、快乐、害怕、同情、罪恶、爱和恨等感情性表达，也包括人们看待现实社会、处理压力，以及灵活处理冲突的能力。尤其在日常生活中，主动的情绪管理会影响到生活的各个方面，一个积极向上、有情绪管理意识的人不会放任情绪的奔流，不会容忍生活的无趣，而是积极营造生活，让自己的人生充满光亮，从而达到现代健康观所倡导的全面健康。再次，社会适应、社交能力是全面健康的社会性要求。每个人自出生开始，就与父母及其他家庭成员生活相处；既长，迈入校园，开始与同伴、老师交往；工作后，与更大范围的社会各界人士交往。良好的社会适应性是指能否融洽地与社会相处，能否善意地欣赏他人、快乐地接纳他人，能否恰当地化解人际冲突，能否在社会交往中获得积极向上的生活乐趣，这都是个体社会适应能力的体现。

良好的社会适应性是以身体健康和心理健康为基础条件的，心理健康是身体健康的精神支柱，身体健康又是心理健康的物质基础。良好的情绪状态可以促使人体生理功能处于最佳的机能状态，反之，则会降低或破坏某些生理功能，最终诱发疾病。身体状况的改变可能带来多种心理问题，如身体疾病、生理缺陷，特别是沉疴痼疾，往往使人产生诸多不良情绪（烦恼、焦躁、忧虑、抑郁等），从而产生心理障碍。

全世界公认的关于健康的13个标志：

（1）生气勃勃，富有进取心；

（2）性格开朗，充满活力；

（3）正常身高与体重；

（4）保持正常的体温、脉搏和呼吸；

（5）食欲旺盛；

（6）明亮的眼睛；

（7）不易得病，对流行病有足够的耐受力；

（8）正常的大小便；

（9）淡红色舌头，无厚厚的舌苔；

（10）健康的牙龈和口腔黏膜；

（11）健康的肤色，光滑而富有弹性的皮肤；

（12）顺滑、带有光泽的头发；

（13）坚固且带微红色的指甲。

二、关于亚健康

世界卫生组织认为，亚健康是介乎健康与疾病之间的中间状态，即身体还未达到明显的疾病程度，又不符合完全的健康标准，两者间的一种中间态。通俗来讲，就是生理生化指标显示正常且器质检验结果指示为阴性，人体却有多样不适感觉。这是在社会进化、科学发展、人们生活水平提高后，现代医学提出的一个全新的医学概念。它与现代社会中人们的不健康生活方式，与所承受的不断增大的社会压力，与日益严重的环境污染等都有直接的因果关系。

亚健康主要有以下三大类临床表现：躯体性亚健康状态、心理性亚健康状态、社会性亚健康状态。躯体性亚健康状态主要表现为疲乏无力、精神萎靡不振，适应能力和工作能力、工作效率显著降低，免疫力低下等。心理性亚健康状态主要表现为容易产生焦虑、烦躁情绪，易怒，注意力无法集中，失眠多梦等，情况比较严重的时候，还会伴有胃痛、心悸等症状。如果这些问题持续发展，甚至会导致机体内部平衡的紊乱，从而诱发一系列疾病，比如心血管疾病和肿瘤等。社会性亚健康状态主要表现为与周围人群及社会成员的关系不和谐，产生一种被社会抛弃或者遗忘的孤独感。研究发现：亚健康状态会在无干预的情况下不断发展，如果长期对亚健康状态听之任之，不给予积极必要的应对和调整，亚健康状态就会向更深远的方向持续发展，导致更严重的后果；一旦发现并及时采取适度干预措施，亚健康状态就很可能向着健康方向转化。

相关研究罗列出了亚健康的30种常见症状，提供给人们作自我对照检测。在以下30种症状中，如果自查结果有6项或6项以上者，则可视为进入亚健康状态。

（1）精神紧张，焦虑不安；（2）孤独自卑，忧郁苦闷；
（3）注意力分散，思维肤浅；（4）遇事激动，无事自烦；
（5）健忘多疑，熟人忘名；（6）兴趣变淡，欲望骤减；
（7）懒于交际，情绪低落；（8）常感疲劳，眼胀头昏；
（9）精力下降，动作迟缓；（10）头晕脑涨，不易复原；
（11）久站头晕，眼花目眩；（12）肢体酥软，力不从心；
（13）体重减轻，体虚力弱；（14）不易入眠，多梦易醒；
（15）晨不愿起，昼常打盹；（16）局部麻木，手脚易冷；
（17）掌腋多汗，舌燥口干；（18）目干低烧，夜常盗汗；

（19）腰酸背痛，此起彼伏；（20）舌生白苔，口臭自生；

（21）口舌溃疡，反复发生；（22）味觉不灵，食欲不振；

（23）反酸嗳气，消化不良；（24）便稀便秘，腹部饱胀；

（25）易患感冒，唇起疱疹；（26）鼻塞流涕，咽喉肿痛；

（27）憋气气急，呼吸紧迫；（28）胸痛胸闷，心区压感；

（29）心悸心慌，心律不齐；（30）耳鸣耳背，晕车晕船。

第二节 健身气功

健身气功是以健身为目的，将形体活动、呼吸吐纳、心理调节相结合，使身心状态趋向于“三调”（调身、调息、调心）合一的全身性养生运动项目。其由健身、气功两部分组成，“健身”意指使身体健康，“气功”是我国传统养生文化中独有的一种健身术。

一、健身气功的起源与发展

在中华民族发展的早期，人们在日常生产、生活中发现，辛苦劳作之后，通过抻腰、拍打及打哈欠等一些简单的肢体动作，能有效地缓解劳动所带来的躯体疲惫和肢体酸痛。随着科学的发展和生产力的进步，人们的生活水平和认知水平得到较大的提升，开始在自我生存的基础上，对保养、维护、改善和发展自我生命体质提出了较高层次的要求。

春秋战国时期，随着经验医学人士的开蒙，中华传统“养生”思想渐渐产生。《吕氏春秋》对此内容的记载较为丰富，养生理论也更为专题化。其主张趋利避害、顺应自然，首次提出了“节欲”的概念，认为感官欲求乃人之自然天性，绝不可听任欲望无限膨胀，必须有所节制；同时还主张在精神、饮食和居住环境等方面均应调节得当，并且创造性地提出了“流水不腐，户枢不蠹”的运动养生观。道家代表人物老子所著的《道德经》中关于养生的阐述，不仅成为中医理论中“天人相应”整体观的理论源泉，也提出了诸多气功修身养生的思想和方法。同时期的儒家，关于气功学说的观点，一方面重视个体精神和道德品行方面的“修身”，另一方面重视对身体的保养。《孟子》中的修身之道阐述得更加明晰，认为“一曰养心，二曰养气”。诸子百家在养生领域所做的各种大胆探索，为中华传统养生文化奠定了理论基础。

秦汉时期，中华“导引行气术”逐步形成。阴阳、五行、经络、脏腑学说在医学上的应用，使得养生理论日趋完善和系统化。被誉为中医学元典的《黄帝内经》不仅概括了人体生长发育的过程，探索了人体衰老的机理，还明确提出了后人极为推崇的“治未病”的思想，对预防病变、保健延年有极其重要的意义。华佗通过模仿虎、鹿、熊、猿、鸟的行为体态，创编了供大众健体养生所用的五禽戏，奠定了健身气功的基本形态。1973 年，考古学家在长沙马王堆三号汉墓中发现了一幅珍贵的帛画《导引图》，图中绘有 44 个不同的人体运动姿态，有诸如屈体、伸肢、跳跃、回旋等动作，既有立势、坐势之分，又有徒手动作、持用器械之别，多数动作是模仿动物形态而来，也标有配合动作的呼吸吐纳方法，部分导引术图旁还标有对应的适应病症。《导引图》帛画充分反映了当时健身气功发展的水平。

东汉时期，中国道教逐渐发展成为一个有组织的独立宗教，此时期也是印度佛教东渐初期。道教最重要的典籍《太平经》记载了不少关于气功的内容，其中的医世思想，把天下能够安平无病、阴阳相得、天地人和谐交互的中和“无病”称为“天地中和人心”。再加上这一时期佛教传入，佛家的一些修持方法和我国古代气功的修身养性相结合，从而丰富了我国古代文化中的生命之学，并从理论与实践两方面推动了中国养生学的发展。

魏晋南北朝时期，是中国传统养生文化发展成熟时期，其中以“内丹术”为特色的道教养生术得到了较大的发展。“内丹术”功法继承道家传统的行气、导引、服食、吐纳等修炼方法，以人的精、气、神作为练养对象，锻炼先天、后天之气，使三者在体内凝聚成

“丹”。这一时期，养生理论与中医学紧密结合，成长迅速，对中国传统养生学的发展产生了深刻的影响。

隋唐时期，包括导引在内的按摩疗法颇受重视。在太医署内设有按摩专科，它是我国气功史上最早的临床、教学机构。由于导引一科在隋唐官方医学中占有突出地位，所以它不仅对当时气功医学的发展起到了巨大的推动作用，而且使社会上涌现了一大批气功人才和气功专著。

两宋时期是导引养生术发展的重要时期，陈抟创编的“二十四节气导引坐功法”，以及“八段锦”（文、武八段）、“小老术”等养生功法的出现，使养生生活逐渐趋于时效化和理性化。此时儒、道、释、中医各种养生理论彼此影响、相互交融，使中国传统养生学走向了成熟。

明清时期，气功的发展达到了一个新的高度。气功更广泛地被医家掌握并应用，气功养生方法纷纷总结推出，大量养生著作编辑出版。此时，人们的价值观和健康观也随之发生变化，去疾、益寿、延年的养生术成为人们追求的热门和具有宗教意义的活动。此时期所产生的最具代表性的气功功法为易筋经和太极拳，标志着武术技击与内功修炼的结合已进入成熟阶段。此前的气功导引术主要适用于治病保健，并不强调内壮外勇，而易筋经以“气盈力健，骨劲膜坚”为锻炼目的，成为无数习练者的基本功法，使得气功在中华养生学的历史长河中，得到了长足的发展和进步。

中华人民共和国成立后，气功发展进入一个崭新阶段。在丰富多彩的传统功法的基础上，涌现出了许多今人编创的功法，习练气功的人数也在逐渐增多。

现阶段的健身气功与古代气功、导引养生术一脉相承，蕴含着深厚的传统儒、道、释、中医众家的健康理念。我国古代儒家的修身、养气，道家的吐纳、服气、行气、内丹、存思，释家的禅定、打坐、观想，中医家的导引、按跷及食饵、医药、起居等众家养生理论和方法，都属于气功范畴。健身气功利用动作对称、外导内引、“三调”合一等形式来调节人体的阴阳；通过习练特定招式来改善肢体、脏腑功能；依据五行学说的原理（五脏连周身）创编功法，对全身起到较好的锻炼作用。自古代养生思想的萌生到现代的健身气功，无不蕴含着浓厚的中华传统文化底蕴，其健身功效得到了广泛的认可。同时，随着“防未病”养生思想愈加深入人心，中华传统养生学的影响也在不断扩大，作为全民健身重要组成部分的健身气功，必将迎来新的跨越式发展。

为引导健身气功活动的健康发展，促进社会主义精神文明建设，提高全民体质，更好地为人民健康服务，1996 年 8 月，气功被正式纳入政府管理范围，有关部委联合下发文件，第一次提出了“社会气功”“健身气功”的概念。“社会气功”概念更多强调的是社会群体的参与性。“健康气功”概念则强调群众通过参与习练而达到强身健体、养生康复的效果。

如今，国家体育总局已将健身气功确立为第 62 个体育运动项目，并成立了专业的健身气功管理机构和健身气功协会，加强对群众性健身气功活动的管理，推动健身气功的普及。由此，健身气功逐步走上了规范化、法治化的发展轨道。

二、健身气功的特点

1. 全身锻炼

人的生命是精神与身体的统一。《淮南子·原道训》中云：“夫形者，生之舍也；气者，生之充也；神者，生之制也。”如果从形、气、神三者统一的人体生命出发，健身气功特有的“三调”合一的综合锻炼功效，正是区别于其他肢体运动的关键所在。另外，健身气功主动地、内向性地运用意识和呼吸来调动人体内在潜力，从而改善和增强人的整体功能，达到强身健体的目的。

2. 动作绵缓

柔和绵缓是健身气功的一个显著特征。它不仅表现在肢体外形和动作演练上不拘不僵、轻松自如、舒展大方、轻飘徐缓，而且在呼吸调控上要求深、细、匀、长，在意念运用上要求精神放松、意识平静，用意要轻，似有似无。这种动作圆活、心意慢运的行功节奏，体现了低强度、长时间阈值下的运动特点，可避免大强度运动后给人体生理带来的多种负效应，有利于在节省体能的情况下均匀地提高机体的各项生理功能。正如古人所言的“体欲常劳，劳无过极”。

3. 低强度

健身气功较传统太极拳等拳术动作难度低，简单易学，加之健身气功运动量小，单位时间的体能负荷不大，且对场地设施要求不高，室内室外均可进行习练，所以适合于不同基础、不同年龄、不同体质的人群习练，尤其适合中老年人养生及慢性病患者的自我恢复性习练。

4. 注重呼吸

健身气功坚持以形导气、以气运身、外导内引、内外合一的原则。对于呼吸则要求气随形运、顺畅自然、柔和协调、不喘不滞、动息相随、动缓息长、导气令和、息息到脐。其中，动息相随的动作基本规律是起吸落呼、开吸合呼、先吸后呼、蓄吸发呼。这个规律只可与其顺，不可与其逆，更不可强硬呼吸，否则易出现胸闷、气短、憋胀、心慌等不适症状。

三、推广健身气功的意义

1. 社会价值方面

构建社会主义和谐社会是一项系统工程，需要社会方方面面的共同努力。健身气功锻炼追求身心的和谐，注重从人体自身的和谐进入到人与社会的和谐、人与自然的和谐。从某种意义上讲，健身气功是一门关于“和谐”的学问。健身气功“天人合一”的理论基础，以及“三调”合一的锻炼方法，充分体现了和谐的思想内涵。健身气功的锻炼，同时还浸润着道德涵养的修炼与提升。无论是增强人民体质，还是建设社会主义精神文明，构建和谐社会，健身气功都不无裨益。因此，推广普及健身气功是一项功在当代、利在后世的全民事业。

以人民为中心是构建社会主义和谐社会的重要标志。不断满足广大人民群众日益增长的美好生活需要，正确反映和兼顾多方面利益，是以人民为中心的具体体现。健身气功是一项深受人们欢迎和喜爱的体育运动，按照国家体育总局“讲科学、倡主流、抓管理、促和谐”的工作原则，积极稳妥地开展健身气功活动，努力满足人们多元化的健身需求，无疑是以人民为中心的理念在社会工作中的具体表现。

安定有序是构建社会主义和谐社会的必要条件。一个安定有序的社会，必然是一个不同利益群体各尽所能、各得其所而又和谐相处的社会。健身气功在新的时代要求下，既担负着增强人民体质的光荣使命，也担负着正面引导、维护社会稳定的责任。经验表明，健身气功在社会群体中推广得好，对增强人民体质、推动社会进步起着积极的促进作用；推广得不好，则可能危害人民群众的身心健康，影响社会的和谐稳定。

2. 文化价值方面

健身气功根植于中国传统文化，其理论基于中国传统文化的思想基础，其行为方式受传统文化的制约。它犹如一棵枝叶茂盛的大树，其根须伸向四面八方，其文化构成多元，既吸收了中国传统哲学思想和中国传统文化的精华，又涵涉了古典经验医学、古典美学等传统科学的内核。

健身气功是具有中国民族风格的一项健身运动。在中华气功从古至今的发展脉络上，其内部结构和外部形态始终保有“形”“神”“气”的交融，整体风格镌刻着民族习惯、心理、情感等精神印迹。可以说，中国人独特的思维方式、行为规范、审美观念、心理模式、价值取向和人生观等都在健身气功中有不同程度的反映。此外，健身气功功法中交织着阴阳二气相互作用的生命律动，外取神态，内表心灵，着重在姿态展现的意境里显示卓越人格，堪称传统体育文化的代表。

习练健身气功既能强身健体，又能领悟和弘扬传统文化，更能使习练者懂得做人的真谛，进而完善人生的价值。在传承和弘扬中华健身气功文化时，我们要深刻理解健身气功文化的现实价值，深入挖掘健身气功文化中的有用成分，汲取健身气功文化精粹的思想内核，并使之与现代科学相适应，与当今文明相协调，这样才能使中华优秀的健身文化得以持续发展，发扬光大。

3. 体育价值方面

随着物质生活水平的不断提高，人们的体育健身意识不断增强，参与体育活动的人数也逐步增多。体育运动不仅成为身体锻炼的重要方式，而且成为社会时尚的代名词。健身气功不仅健身作用明显，而且内容丰富、形式多样，不同的功法有着不同的动作结构、风格特点和运动量，并且不受年龄、性别、体质、时间、季节、场地、器械等限制，人们可以根据自己的需要和条件，选择合适的功法进行锻炼。因此，作为民族传统体育项目的健身气功，不仅满足了人民群众多元化的健身需求，而且在推动全民健身活动蓬勃发展中发挥着重要作用。

我国是世界上老年人口最多的国家。相对而言，老年人属于社会的弱势群体，多数老年人不仅经济收入比较低，而且健康状况也不容乐观。因此，如何有效地增进老年人的身心健康、减轻他们的生活负担，是一项十分紧迫的社会课题。调查表明，经常习练健身气功的老年人，医疗费用支出明显低于不经常习练的老年人。健身气功具有动作柔缓、运动强度低、易练好学、场地随意、健身作用明显等优势，非常适合老年人的身体条件，迎合老年人心理特征。近年来，健身气功的推广普及实践表明，引导人民群众开展健康文明的健身气功活动，不仅促进了全民健身活动的发展，有效增强了习练者的体质，同时也丰富了群众的业余文化生活。广大习练群众对健身气功的认可，充分证明了健身气功的体育价值。

健身气功是国家体育总局健身气功管理中心组织全国体育养生、运动医学方面的专家学者，在经世传承的传统气功功法基础上，根据现代人们生活节奏和习惯创编的，其文化内涵丰富、文化底蕴深厚、健身养生效果显著。截至目前，由国家体育总局健身气功管理中心推出的四套健身气功普及功法有易筋经、五禽戏、六字诀、八段锦。随后又推出的五套新功法有太极养生杖、十二段锦、导引养生十二法、马王堆导引术、大舞。另外，在习练群众对新功法多元化的要求下，明目功于2019年加入健身气功功法大家庭，二十四节气导引养生功及站桩功也将逐步加入进来。为了使健身气功更好地服务于习练的朋友，并助力于“一带一路”建设，“武术中国”系列出版项目将会陆续推出以上各种功法的单行本读物。

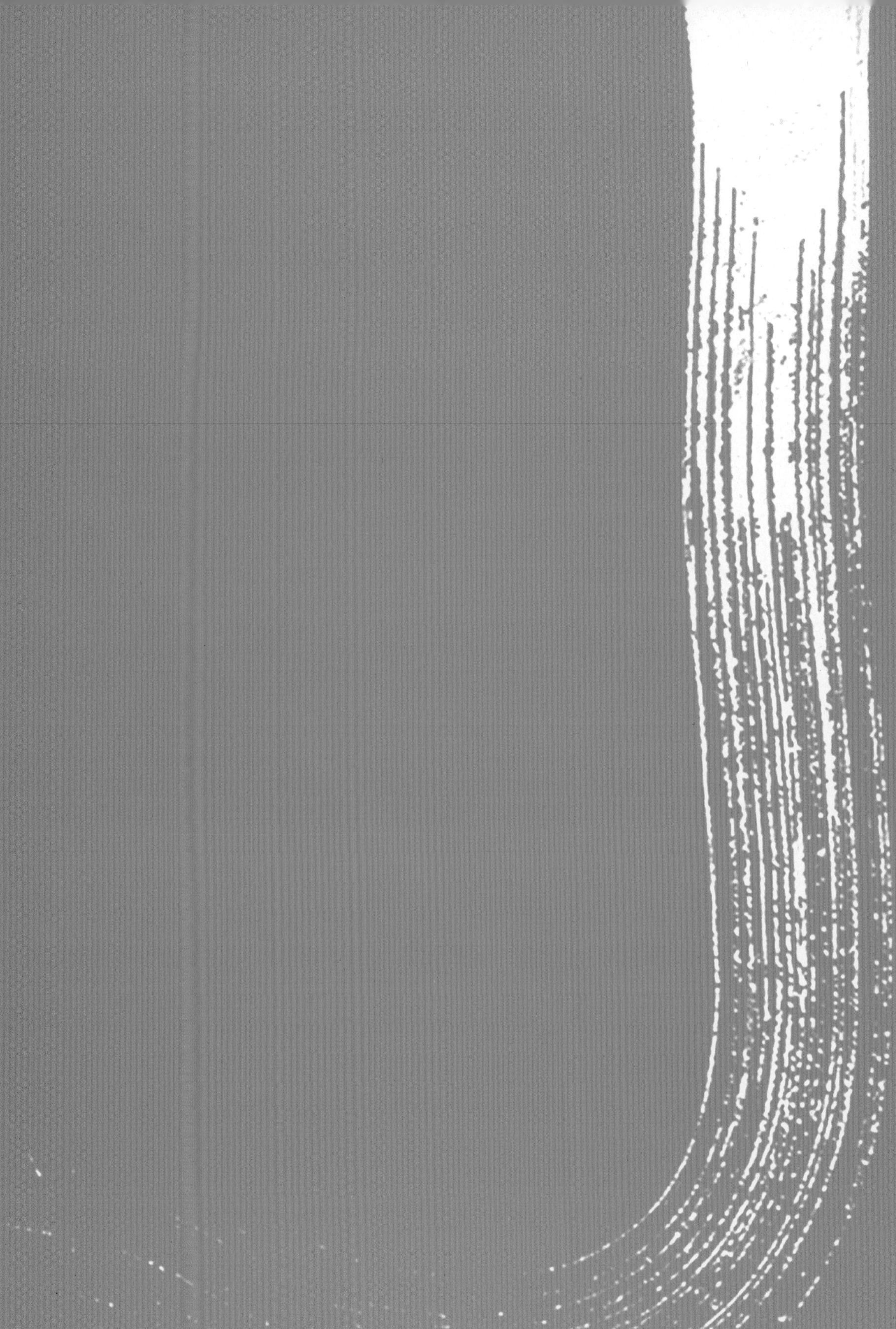

大舞的源流　大舞的特点　大舞的养生价值

“昔陶唐氏之始，阴多，滞伏而湛积，水道壅塞，不行其原，民气郁阏而滞著，筋骨瑟缩不达，故作为舞以宣导之。”

第二章 大舞概述

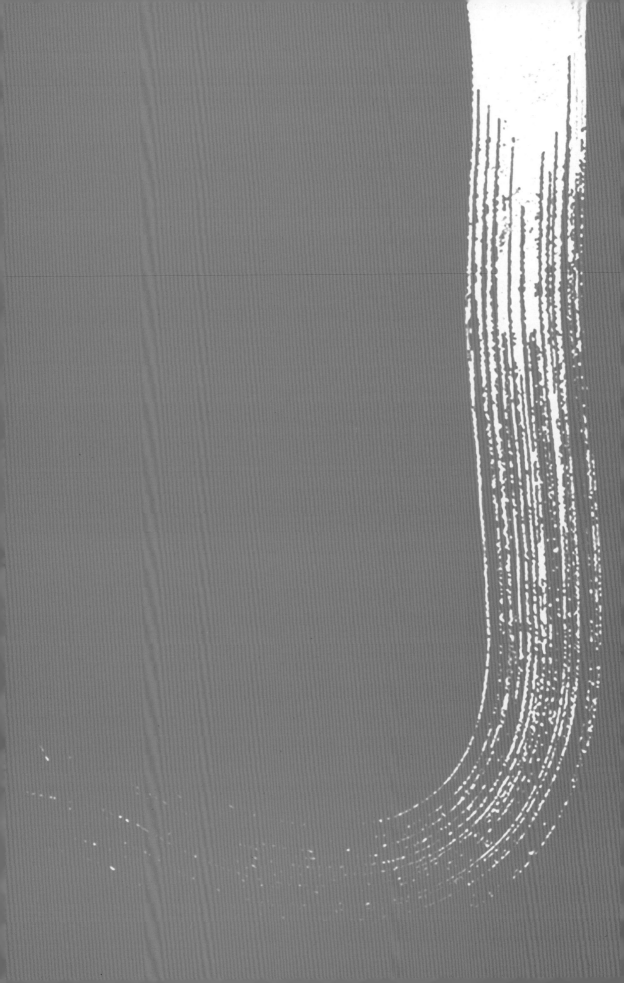

第一节 大舞的源流

在漫长的上古时期，伴随着中国古人的生产劳作，气功开始萌芽并发挥着积极有效的作用。气功的种类繁多，“大舞”则属其一，而在中国悠久的历史当中，要探究“大舞”的起源及其所产生的积极作用，则要从人类的生产劳作开始。

中国有许多学者主张“舞”起源于劳动，因为劳动是人类生存和发展的第一需要，是劳动使人脱离了动物界，是劳动创造了人类社会。古人“舞”的功能广泛而复杂，根据目的、作用的不同，“舞”的形式亦有所不同。据史料记载，原始社会的人在狩猎、战事等活动的前后，一般要跳“武舞”；在祭祀活动中，一般会跳“祭祀舞”（“巫舞”）；在平时的生产劳作中，为缓解人们的肢体酸痛，会跳“宣导舞”；等等。人们通过“舞”的方式，倾诉内心的情感，进行情感思想的交流，排遣内心和身体的不良感知。

原始时期，生产力水平极为低下，自然环境十分恶劣，为了食物与生存，人们逐渐学会了徒手和使用器具对抗野兽的方法。后来，随着生产的不断进步，人们逐步形成了一定的击打技巧、攻防姿态与动作，为后来“武舞”的形成，打下了坚实的基础。

早期的“舞”渗透到了人们的日常生活当中，维护生命、祛病除邪、婚丧嫁娶、生育献祭、播种丰收，一切都离不开“舞”，并将“舞”作为质朴的生活方式和感知世界的手段。因为人类的信仰，出现了“祭祀舞”。大地是万物赖以生存的地方，天上有日、月、星、辰，大自然有风、雨、雷、电，既可以给人类带来光明、温暖和甘露，又可以给人类带来黑暗、寒冷、酷热和洪涝灾害，于是便产生了祭祀天地鬼神的风俗，“祭祀舞”也就在这祭祀风俗中诞生了。《吕氏春秋》中记载：“昔葛天氏之乐，三人操牛尾，投足以歌八阕——一曰载民，二曰玄鸟，三曰遂草木……”殷商甲骨文中有关于跳舞求雨的记载，阴山岩画有跪敬太阳的人物形象。历代封建王朝都有祭祀天地的乐舞，并设有祭天地的固定场所，如祭天天坛、祭地地坛。史籍记载许多部族都有祭祀天地的习俗，这是人们预祝丰收和庆贺丰收时祭祀天地鬼神的集体歌舞，它既带有宗教色彩，又带有自娱性质。

《吕氏春秋》中记载：“昔陶唐氏之始，阴多，滞伏而湛积，水道壅塞，不行其原，民气郁阏而滞著，筋骨瑟缩不达，故作为舞以宣导之。”另有“尧，初封陶侯，辅佐帝挚。十五岁，封为唐侯，号为陶唐氏”的记载。由此可见，早在尧帝时代，洪水连年泛滥，人们长期生活在潮湿阴冷的环境里，许多人患关节凝滞、肢体肿胀等疾病，于是人们“作为舞以宣导之”，即以“舞”的运动来使气血流通、舒展筋骨、通利关节，达到治病养生的目的。汉代《尚书》里也有习练“宣导郁淤”“通利关节”的“消肿舞”等的描述。这种具有“宣导”作用的“舞”（即“宣导舞”），正是中华气功导引的萌芽。

《庄子·刻意篇》称以上的“舞”为“道（导）引”。此外，邱丕相在《中国传统体育养生学》一书中提出：“导引是由原始社会的巫舞发展而来的，到春秋战国时期已为养生家所必习。”由这些记载可以确定，“舞”与“导引”直接相关，且具有相同的功能作用。

1957年，在青海省大通县上孙家寨发掘的新石器时期墓葬中，出土了一件与古代气功有关的“舞”纹彩陶盆。彩陶盆绘有几组人物“舞”的形态，整个画面人物突出、神态逼真。经测定，彩陶盆属马家窑文化，距今约 5000 年。1975 年，在青海随之出土的还有马家窑文化时期的彩陶罐，上有一彩绘浮塑人像，其二目微闭，口形近圆微向前翻，腹部隆起，双手张开放在腹部两旁，两膝微屈，双脚分开略比肩宽，这正是古人服气吐纳的一种姿势；同时，彩陶罐上浮塑人像为男女合成一体，体现了气功阴阳合一的原始思维。中国古代的原始崖画、壁画、帛画等也记载了丰富的“舞”元素。这些发现为研究大舞的动作及历史提供了依据。

除此之外，湖南长沙马王堆汉墓出土的《导引图》人物中也有许多“舞”的动作和特征；在湖北随州出土的曾侯乙墓里，也发现了多种形式的“乐舞”。它们也都为创编大舞奠定了基础。

国家体育总局健身气功管理中心编创的健身气功新功法大舞立足于气功健身，应用升、降、开、合的肢体动作，配合呼吸、意念来调理脏腑、疏通气血、培补元气、康复疾患，从而达到健身养生的目的。这既传承了 5000 多年前的中华文化，又体现了与时俱进的思想。

第二节 大舞的特点

一、以舞宣导，通利关节

大舞是以古代朴实的舞蹈动作为基础，融合导引的“三调”（调身、调息、调心），来宣发、疏通、调理人体气血，改善气血运行及关节功能的功法。

在大舞动作运行过程中，人体会通过骨骼的杠杆作用，以骨连结作为枢纽，利用肌肉收缩所提供的动力，进行着身体形态的姿势转换。而大舞所谓的“以舞宣导，通利关节”，就是通过髋、膝、踝、趾、肩、肘、腕、指等关节的屈伸、环转等运动，以及抻、拉、旋转、震、揉等方法舞动躯干，来疏导、通利躯干关节，调和、疏通肢体经络和气血。此外，躯干在舞动中，还揉按人体内在的组织器官，起到调和、舒畅五脏六腑气血的功效。

二、以神领舞，以舞练形

传统医学认为，“神”是人体的精、气、血、津液、脏腑、经络、四肢百骸功能活动的外在表现，是人的精神意识活动，是人体生命活动的主宰。《黄帝内经·素问》中有“心藏神”之说，另外还有“神乃形之主，形乃神之宅”之说，可见心神在人体生命活动中是非常重要的。大舞以优美和谐的动作为表现形式，而舞的神韵、舞的风采、舞的律动、舞的美感、舞的快乐等，均与气血调和，阴阳平衡，内外协调，平和、宁静、甜美的心神密切相关。故而，大舞注重以神引领舞姿，以愉悦的心情滋润舞姿，以和谐的舞姿调和内心。舞姿的变化引导着全身的运动，带动各关节、肌肉活动，最终起到调整形体的作用。

三、身韵圆和，古朴大方

大舞传承古老文化，动作朴实、舞姿柔和、节奏舒缓。“身”指人体外显的动作。在大舞中，以脊柱为轴线的躯干做上提、下沉、内含、俯仰、侧提等动作时，为了能够展现出优美的舞姿或体态，要求运动路线为平滑的弧线。“韵”指人体内在的表现，如气韵、呼吸、意识、情感、神采等。当艺术的“韵”与大舞的具体动作相结合时，就形成了大舞独特的律动性。

四、外动内舞，意气相随

“外动”是指人体外在的肢体动作，“内舞”是指脏腑、经络、气血的运动及其有规律的变化。所以，大舞是在传统医学原理对人体生理功能归纳总结的基础上，通过优美的舞姿来达到外导内引、内生外发、内外合一的目的，使得外在的动作对内在的生理活动起到积极的推动作用。如“震体势”，是以中焦为开合的原点，做上提、下沉的动作，与脾胃的升清降浊功能相适应；又如“揉脊势”，以胸为原点，分别做合、含、屈、俯和开、展、伸、仰的动作，与肺主气、司呼吸、宣发肃降的生理功能相适应；再如“飞身势”，通过脊柱的旋转屈伸，可导引督脉气机，使日常生活中不容易活动到的部位得到了锻炼，最终起到牵引经络与调和气血的作用。

五、刚柔相济，鼓荡气息

大舞动作既舒展大方、松柔缓慢，又有着内在的阳刚之美。例如“开胯势”，上肢松柔缓慢地摆动，如春风摇柳，而髋、肩关节运动则需要相对用力的抻拉与相合。整个动作既表现出大舞的律动感，又体现了刚柔相济、阴阳相合的传统养生思想。

大舞要求在做肢体动作的同时，也要注重呼吸的配合，其中的呼吸方法是在自然中鼓荡气息，即习练者在肢体舞动中，胸廓和腹部随着肢体的抻、拉、旋转等变化，自然地扩张与收缩，呼吸也随之自然吐纳。而在这种自然的呼吸吐纳中，可达到揉按脏腑的作用。长期习练还能提高人体心血管系统的机能水平，对愤怒性、抑郁性等负面心境有改善效果，能提升幸福感。

六、内外兼修，和谐统一

大舞形式简单、动作优美、和谐统一，可外修肢体、内养脏腑。如通过肢体的抻、拉、提、扭等动作来牵引身体，达到疏通经络、抻筋拔骨、濡养脏腑的作用。其动作不仅缓慢柔和、风格绵软，而且注重身体形态和精神意念的自然和谐。所谓和谐，即功法中各因素、各动作之间的协调关系。如大舞中动作与呼吸的协调统一，呼吸与意念的协调统一，四肢的开与合、上与下、左与右、高与低、进与退的协调统一，等等。这些都是以“和谐”为最高标准。

古人以“舞”宣通气血，祛病除邪，今之大舞将意念、呼吸与形体动作紧密结合，以达到抻筋拔骨、和畅经脉、培补元气、强身健体的目的。大舞是神、形、气的统一体，是一项全身运动。

第三节 大舞的养生价值

一、保养正气，祛除病邪

《黄帝内经》指出“正气存内，邪不可干”。大舞是通过习练功法，增强人体的抵抗力，起到保养正气、祛除病邪的作用。

如“震体势”中，握固时拇指点压无名指指根，其余四指握住拇指，可以摄魂固精、正气存内，使外邪不侵；通过脊柱及腰部的转动，可鼓动足三阴经、足三阳经、任督二脉、阴跷脉及阳跷脉经气，起到强腰固肾的作用；以腰带动双手来敲击胆经、气海及腰骶部，能激发胆经及丹田之气，从而培补元气、濡养筋脉，提高抗病能力；通过躯干带动四肢伸展，可使髋关节、膝关节、踝关节得到牵拉，缓解长期过度负重引起的损伤，对下肢关节有良好的保健康复作用。

二、疏通经络，激发脏腑活力

《黄帝内经》中叙述经络“内属于脏腑，外络于肢节”。那么，刺激经络上的穴位，可起到疏通经络、调节脏腑功能的作用。

如“昂首势”中，头后仰，尾闾后翘，脊柱反弓，肩胛内含，这些动作会对神道穴产生适度挤压，从而起到镇静安神、疏通经络的作用。另外，两肩胛骨中间的部位，有风门、肺俞、心俞、膏肓等重要穴位，通过对这些穴位的刺激，进而促进心肺功能。反复做脊柱反弓和伸展胸腹动作可畅通任督二脉，增强肺的宣发肃降功能。

沉肩、坠肘、压腕能充分牵拉手三阳经，从而保证上肢的气血畅通。通过下蹲，能够增强下肢力量和平衡能力。

“揉脊势”中，以腰带动两臂左右旋转，可刺激手三阴经、手三阳经，从而疏通上肢经络。另外，脊柱的侧屈、侧伸和腿部外旋等，使足少阳胆经得到牵拉，进而有助于疏肝理气、宣发肺气，以及充实两胁之气。

“飞身势”中，脊柱的前后蠕动和左右拧转，可牵引三焦、任督二脉、带脉等周身的经络，从而起到理顺全身气血、揉按脏腑的作用。

三、通利关节，调整脊柱

“开胯势”是通过髋关节带动两臂和下肢的开合、旋转，从而牵引上下肢的经脉，起到通利关节的作用。两臂在进行起落、旋转、外展、外撑动作时，可以运动到肩部肌群，增强上肢柔韧性。开胯及摆臀可充分活动髋关节、骶髂关节，增强下肢平衡力。另外，臀部的左右摆动，还可帮助胁肋两侧协调引伸，带动骶椎、腰椎、胸椎、颈椎逐节侧屈拔伸，这时腰部微微用力，可使骶椎到颈椎节节还原。

“抻腰势”要求左弓步，合掌，躯干向前倾，两臂向前上方牵引，右脚跟向右下方牵引，下颌回收，然后重心后移，屈右膝，左脚掌抬起，翘臀、塌腰、挺胸、抬头。这些动作可以充分牵引颈椎、胸椎、腰椎，以及骶椎周围韧带和肌肉，从而改善椎体紊乱现象。

四、调和阴阳，提高自我抗病能力

阴阳平衡是维持人体正常生理活动的基础与出发点。体内阴阳相对平衡，身体才会健康；阴阳失衡，人体就会有疾病的发生。这与中医上所言的“阴盛则阳病，阳胜则阴病”是一个道理。大舞是通过自我的意识引导，并利用肢体的升降起落和扭转开合，来调动自身内在的积极因素，充分挖掘人体的潜能，使人体在生理过程中处于优佳状态，达到机体的阴阳平衡、和谐统一，进而提高抗病能力。

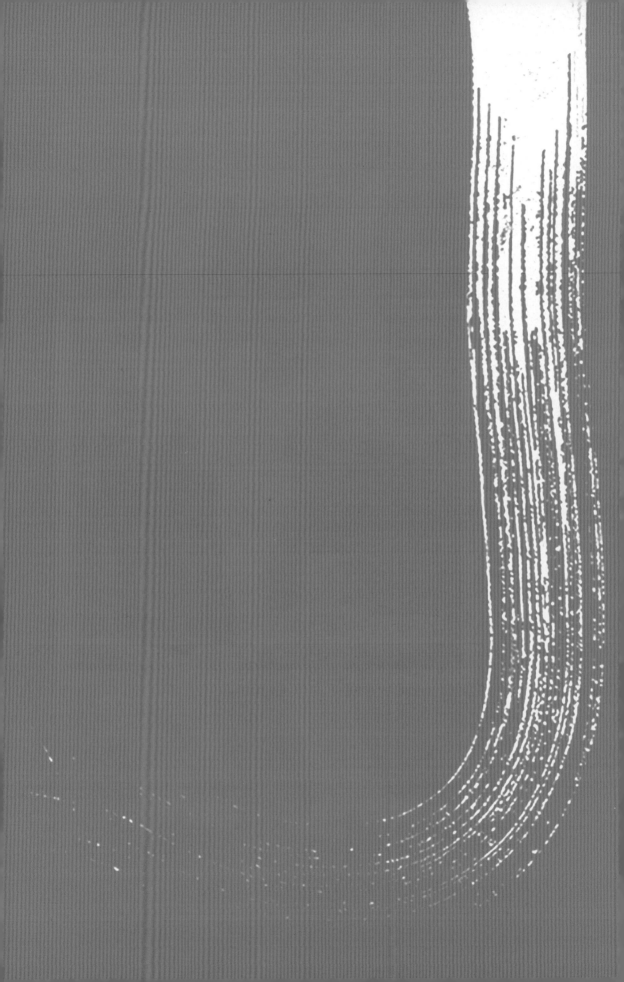

精神放松，应律而动，气随形运，刚柔并济，柔和圆润。

第三章 大舞功法技术

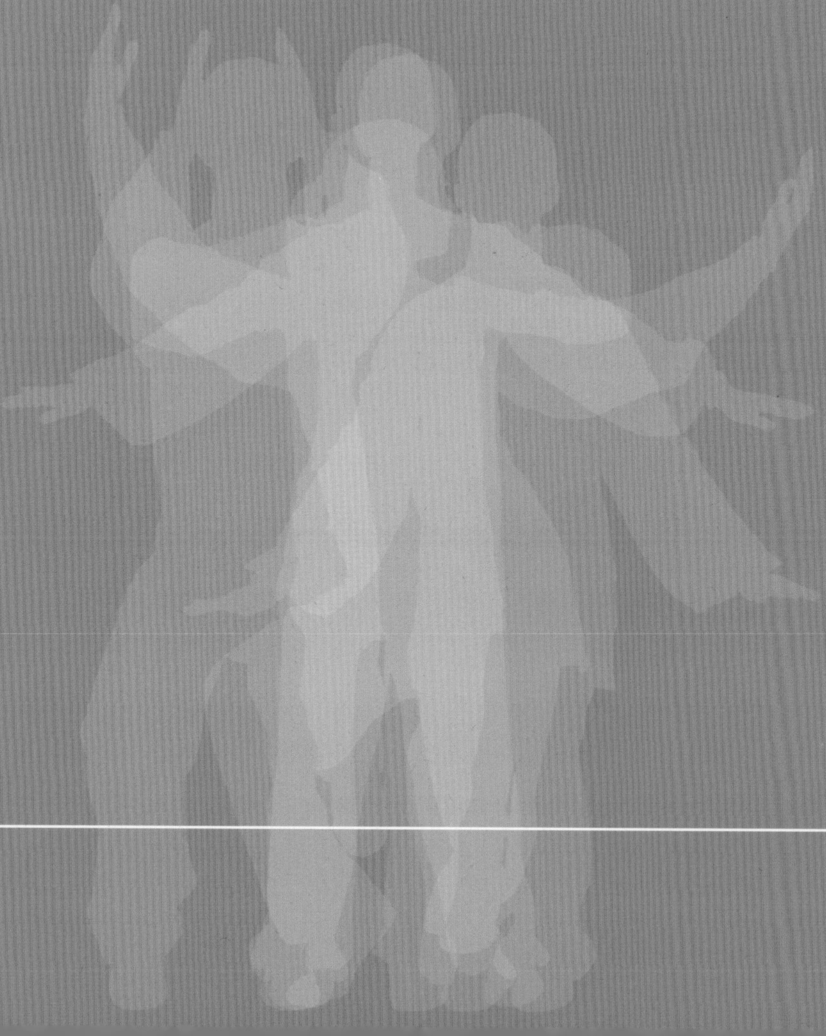

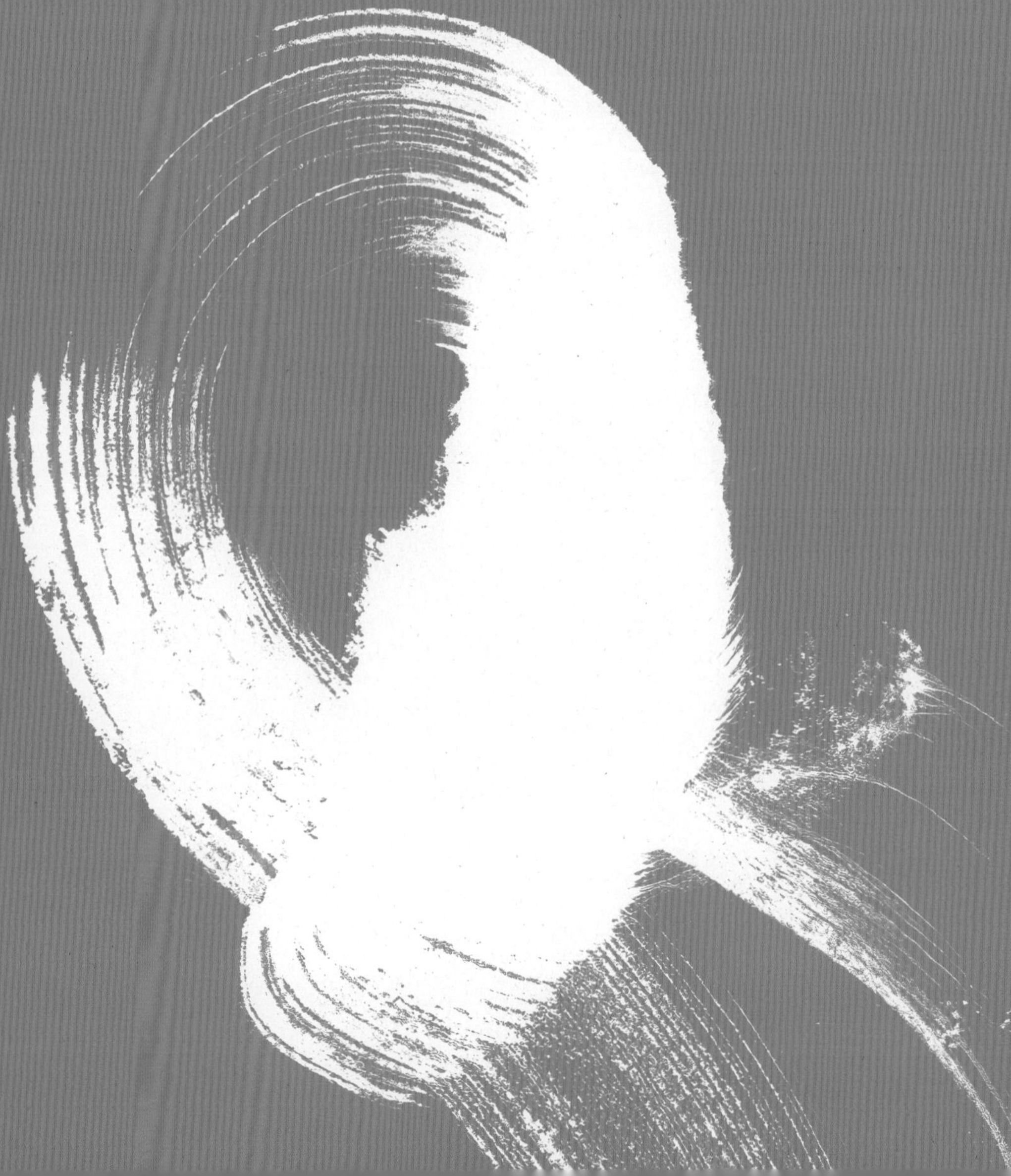

第一节　基本手型与步型

一、基本手型

1. 自然掌

图 1

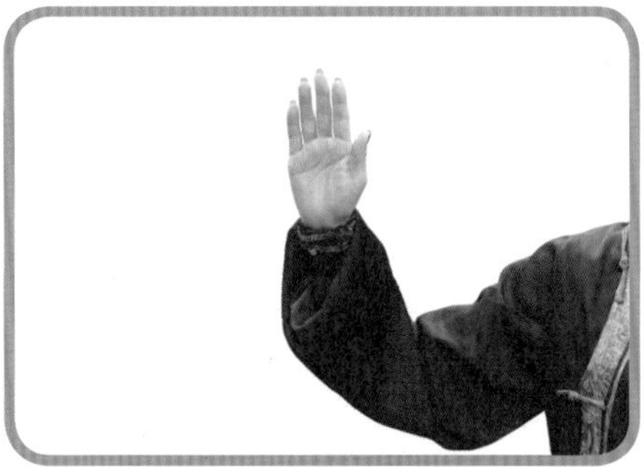

五指自然伸直，稍分开，掌心微合。（图 1）

2. 握固

图 2

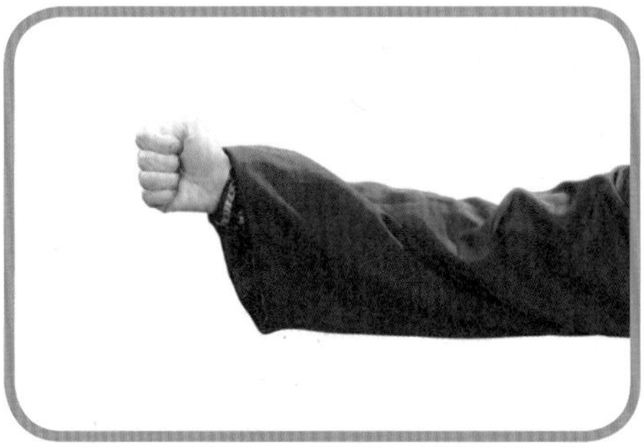

拇指抵掐无名指根节内侧，其余四指屈拢收于掌心。（图 2）

二、基本步型

1. 并步

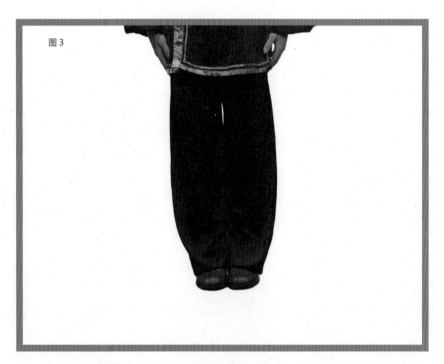

图 3

两脚的脚跟与脚尖完全并拢，两膝放松直立，重心自然地放在两腿之间。（图 3）

2. 丁步

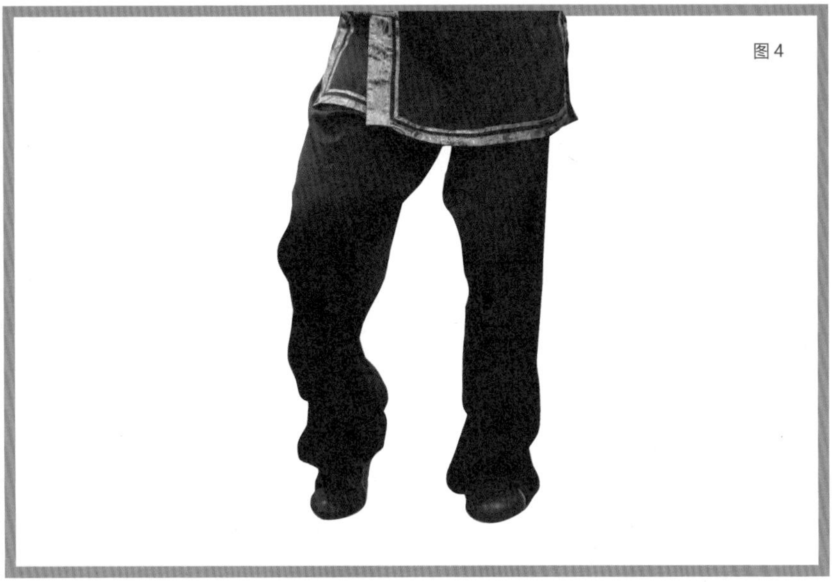
图 4

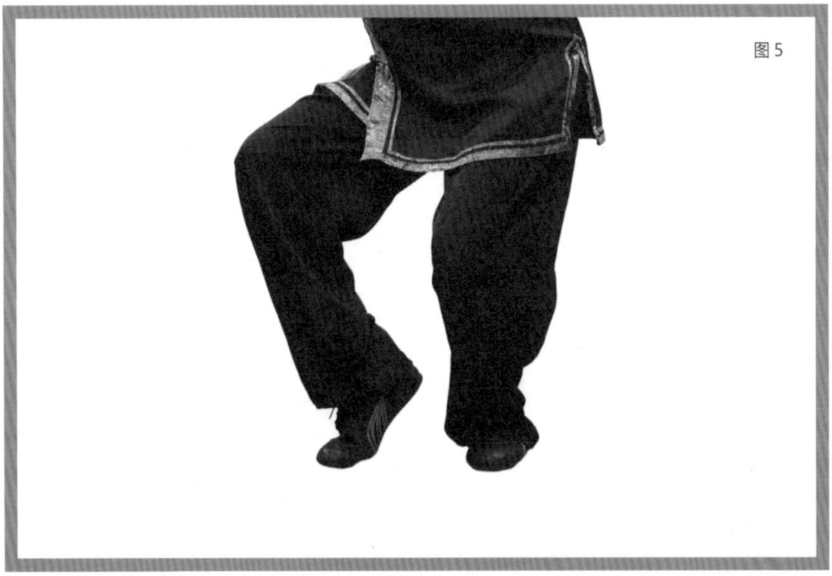
图 5

丁步有两种。一种丁步要求两脚左右分开，间距在 10 ~ 20 厘米之间，两腿屈膝下蹲，右（左）脚脚跟提起，脚尖点地，置于左（右）脚脚弓旁，左（右）脚全脚掌着地踏实，重心主要在踏实脚，叫作顺膝丁步（图 4）；另一种丁步是在上一种丁步的基础上，丁步脚的脚尖不动，膝盖外开，夹角约 90° ，叫作开膝丁步（图 5）。大舞的“开胯势”与“揉脊势”都是先做顺膝丁步，再做开膝丁步。

3. 开立步

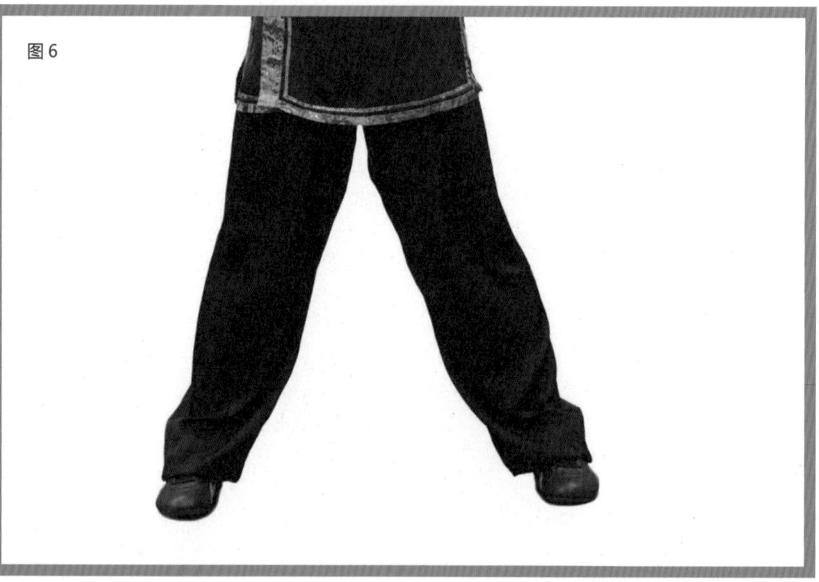

图6

开立步有两种。一种是要求左脚向左开步，约与肩同宽，两脚平行，两膝微屈，松静站立，重心在两脚之间；另一种是两脚间距比肩稍宽，其他动作相同，如大舞的“昂首势”。（图6）

4. 弓步

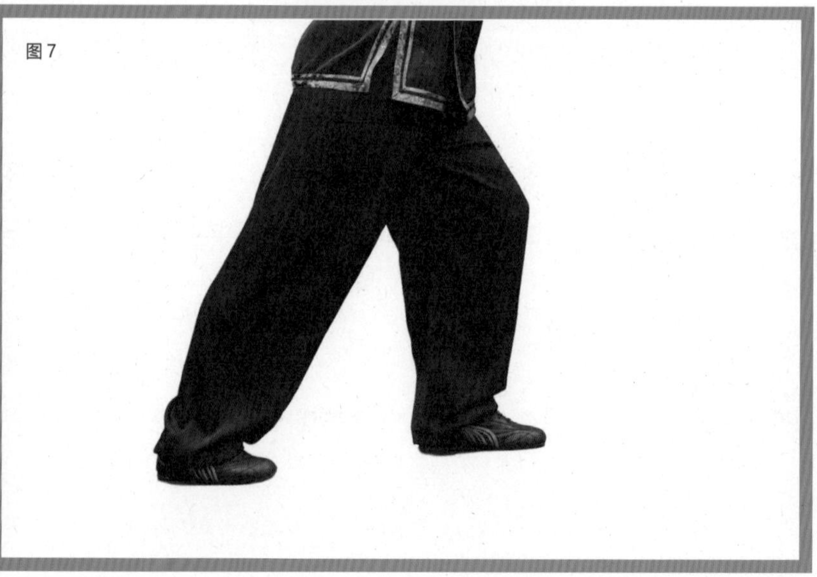

图7

要求两腿前后分开一大步，横向之间保持一定宽度，前腿屈膝前弓，膝与脚尖上下相对，脚尖微内扣，后腿自然伸直，脚跟蹬地，全脚掌着地，重心前七后三，这时两脚夹角约45°，呈“八”字形。（图7）

5. 马步

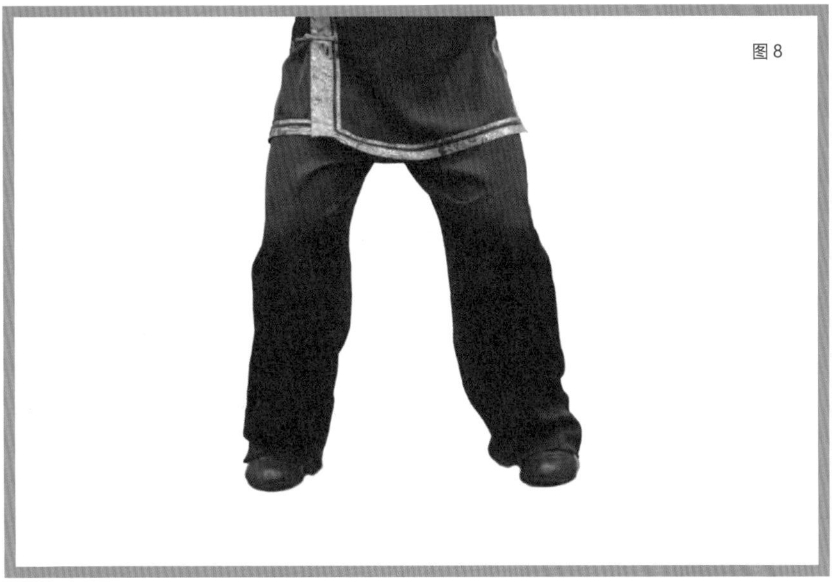

图 8

要求开步站立，两脚间距比肩稍宽，屈膝半蹲，大腿接近水平，重心在两脚中间。（图 8）

6. 虚步

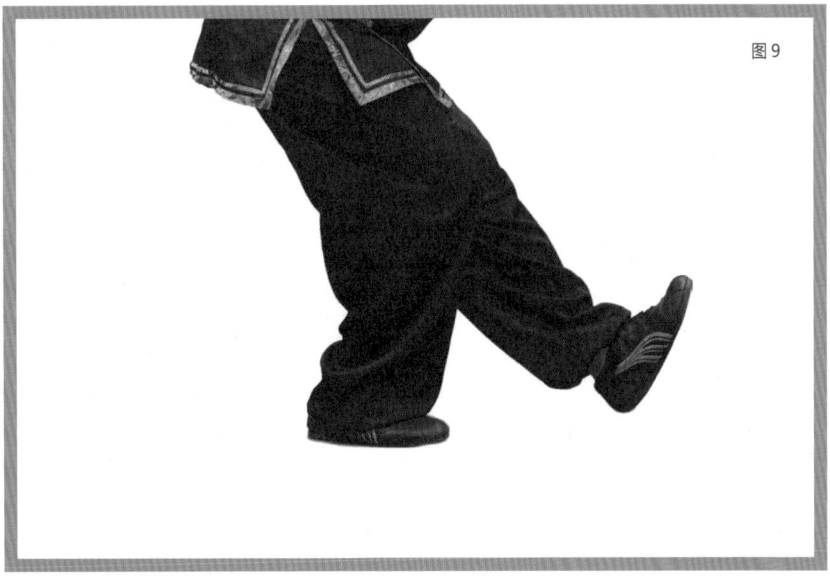

图 9

要求一脚前出，脚跟着地，脚尖上翘，膝微屈，另一腿屈膝下蹲，全脚掌着地，脚尖斜向前，重心落在后腿上，又叫翘脚虚步。（图 9）

第二节 动作教学

一、动作组合教学

1. 组合一

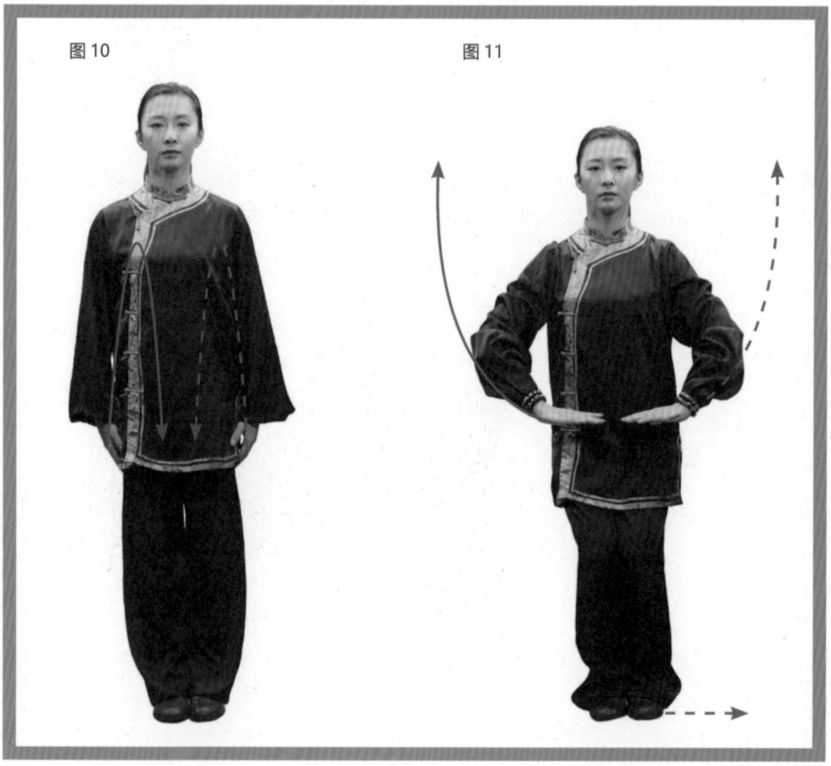

图 10 并步站立，周身中正，自然呼吸，心平气和。

图 11 双手上托，胸前翻掌下按，双腿微屈。

图12 左脚开步，两掌侧起，下蹲，抬头翘尾。

图13 收脚并步，两掌上抱后下按。

图12

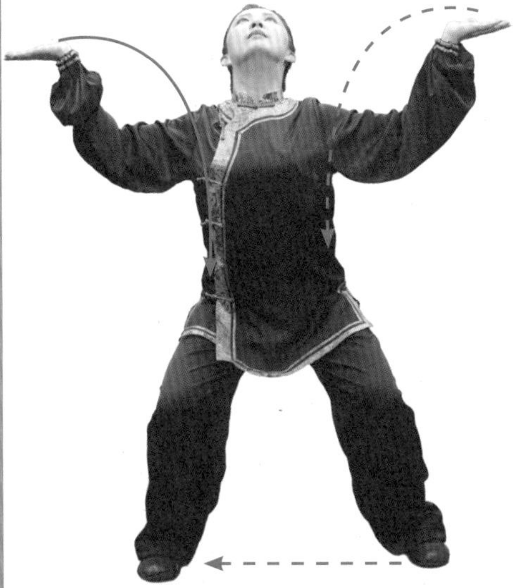

图13

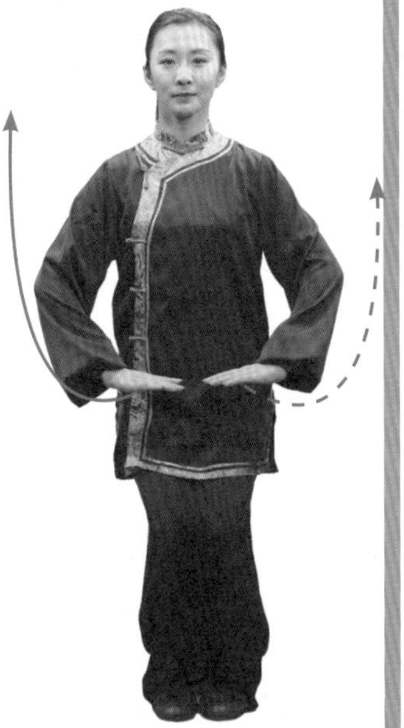

图14 右脚脚跟提起，成丁步，开胯，两臂外展。

图15 身体转正，两掌上抱后下按。

图14

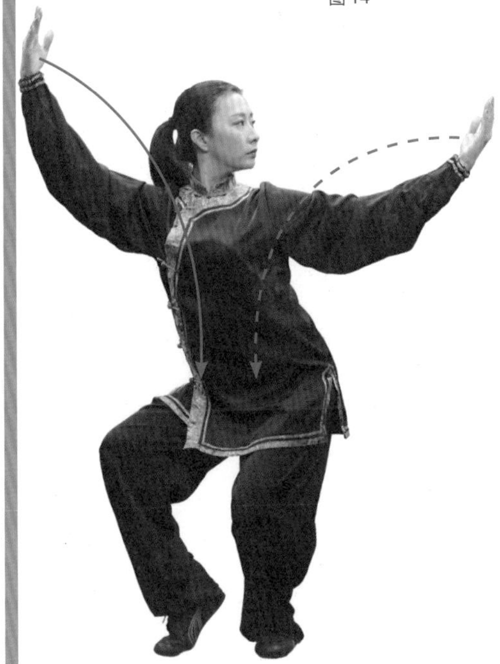

图15

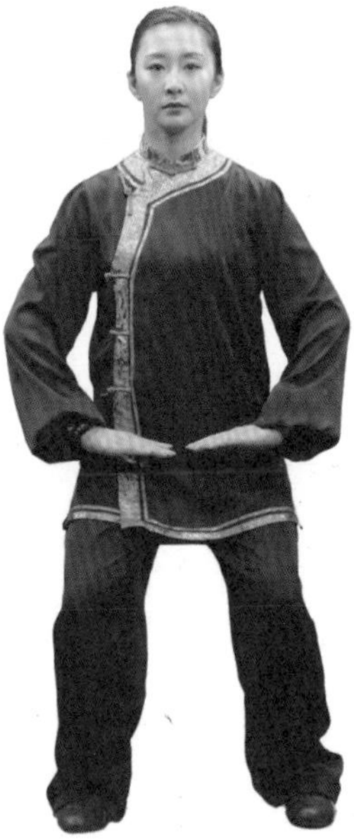

2. 组合二

图 16

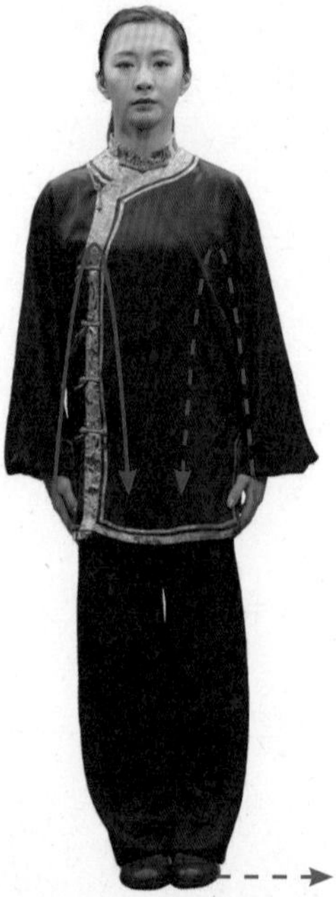

图 17

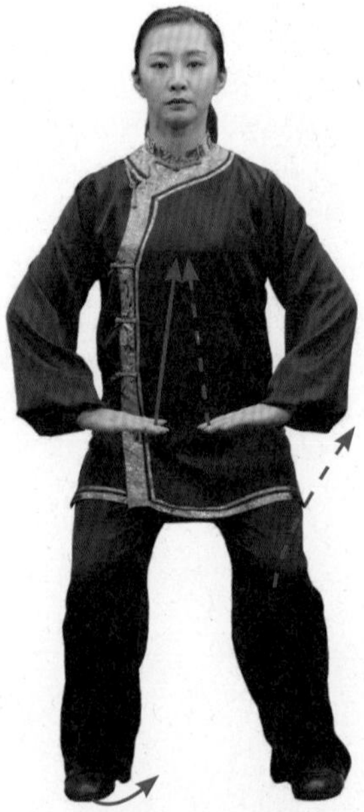

图 16

并步站立，周身中正，自然呼吸，心平气和。

图 17

左脚开步，双手上托至胸前，翻掌下按。

图 18

右脚脚尖内扣，身体左转的同时提左膝，双手合掌。

图 19

蹬脚，上步，提踵，上引。

图 18

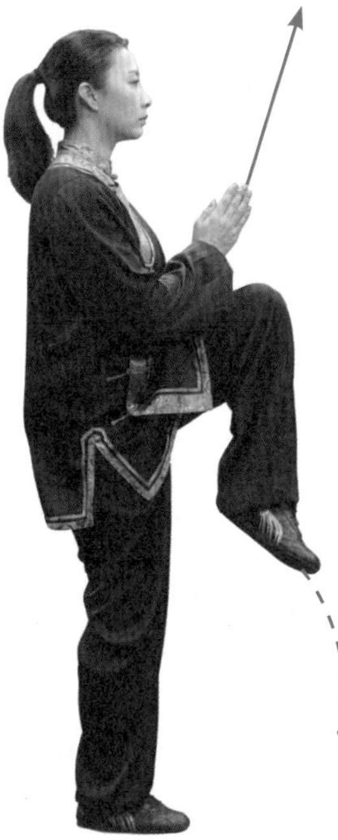

图 19

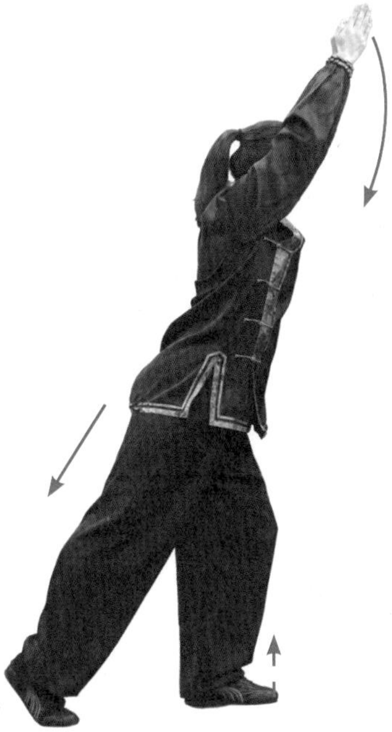

图 20

后坐，抬头翘尾。

图 21

左脚脚尖内扣，右脚脚尖外展，两脚平行，屈膝下蹲，同时两掌分开下按至肚脐处。

图 20

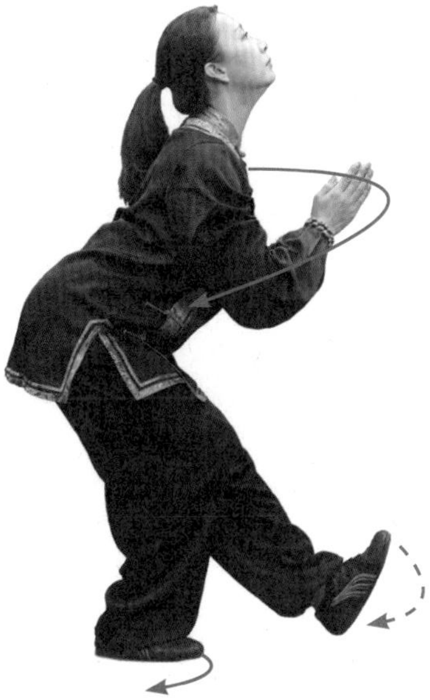

图 21

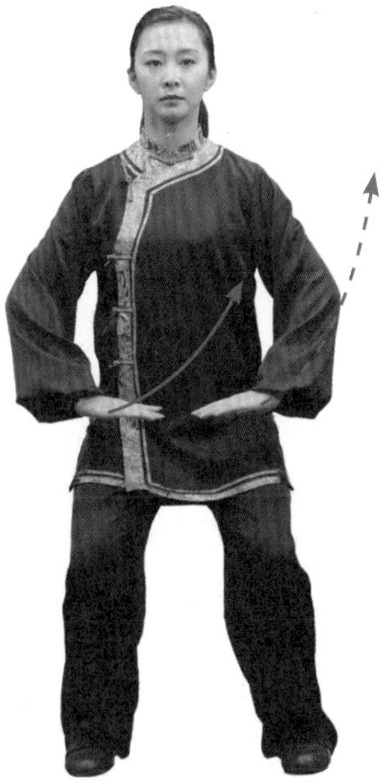

图 22

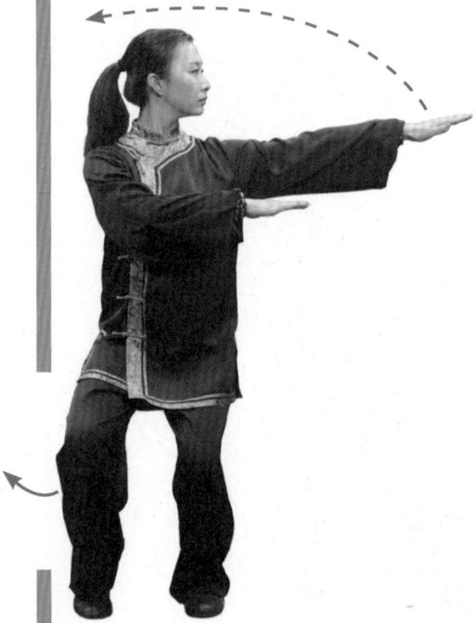

图 23

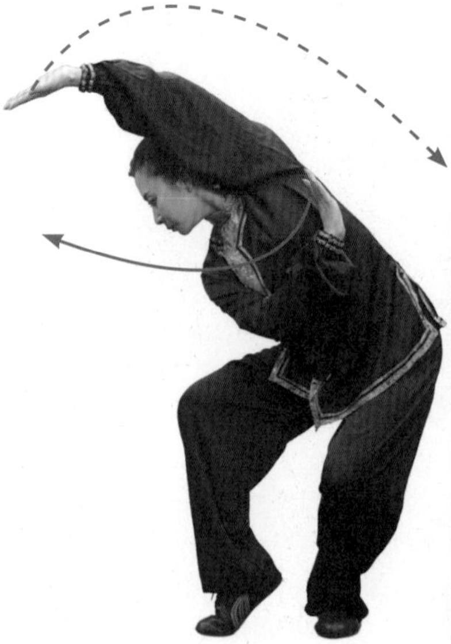

图 24

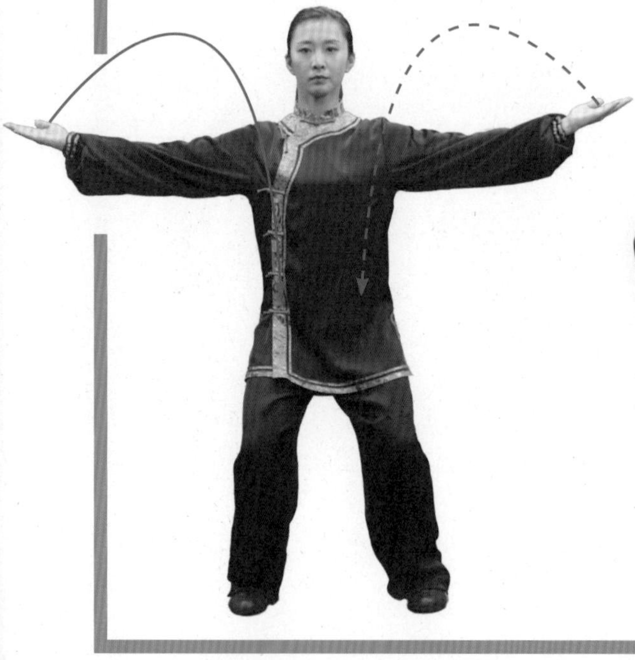

图 25

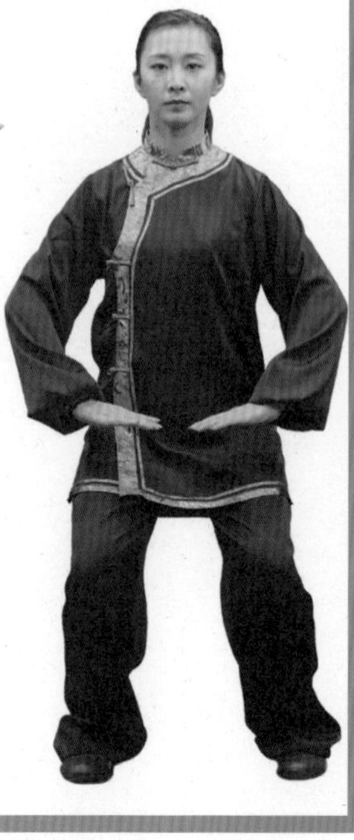

图 22

重心左移，右脚脚跟抬起，成丁步，伸臂。

图 23

右腿开膝，引腰，抡臂。

图 24

身体回正，两臂平伸。

图 25

双掌上抱，然后下按。

3. 组合三

图 26

并步站立，周身中正，自然呼吸，心平气和。

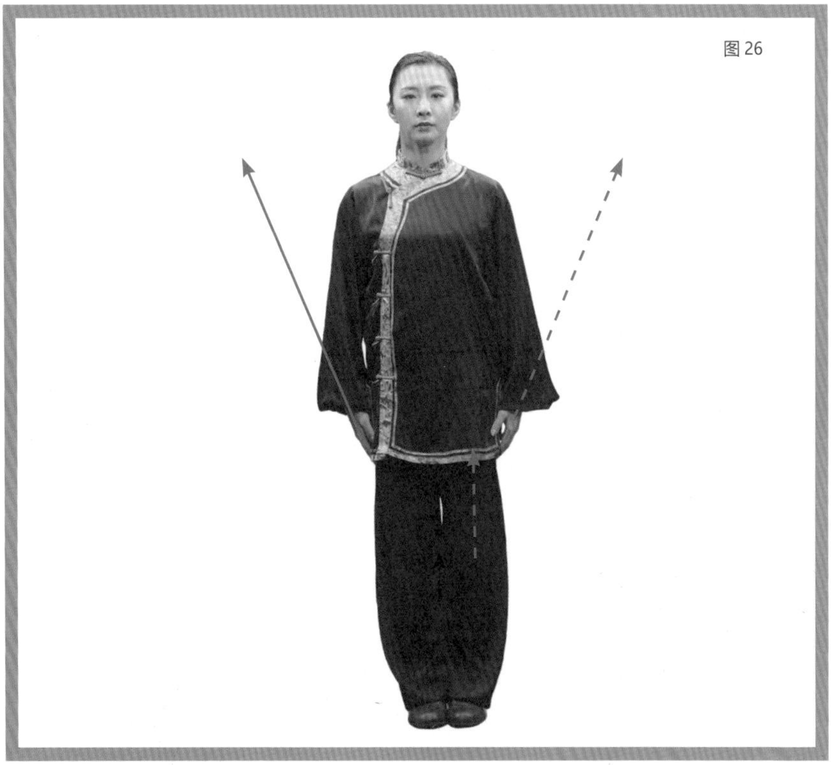

图 27

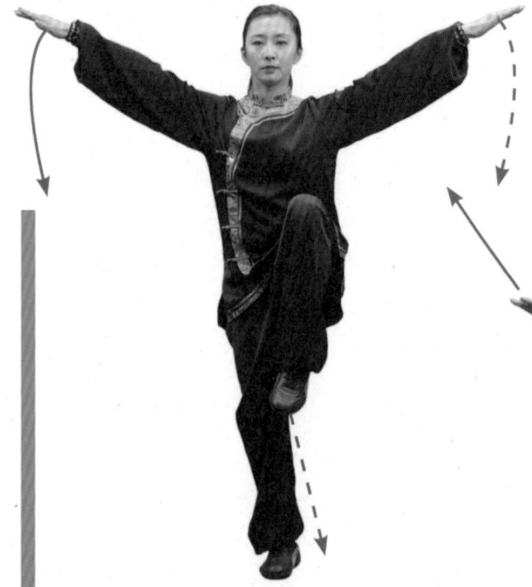

图 28

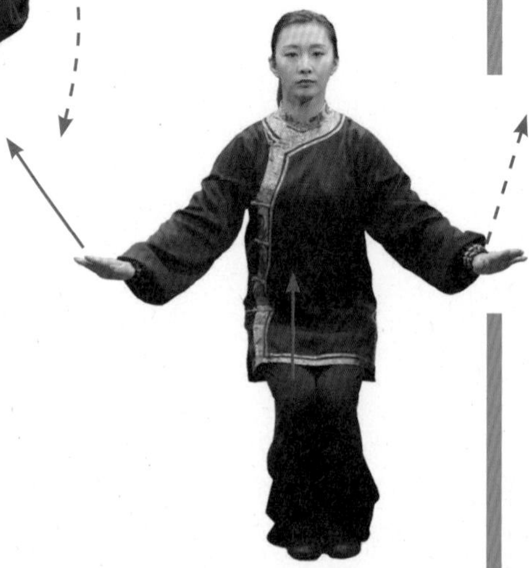

图 29

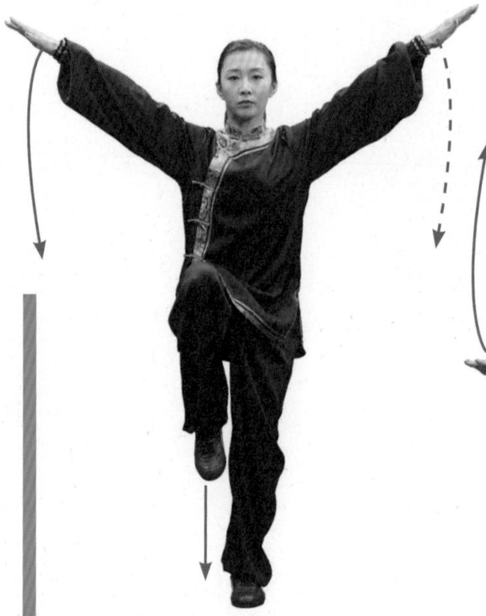

图 30

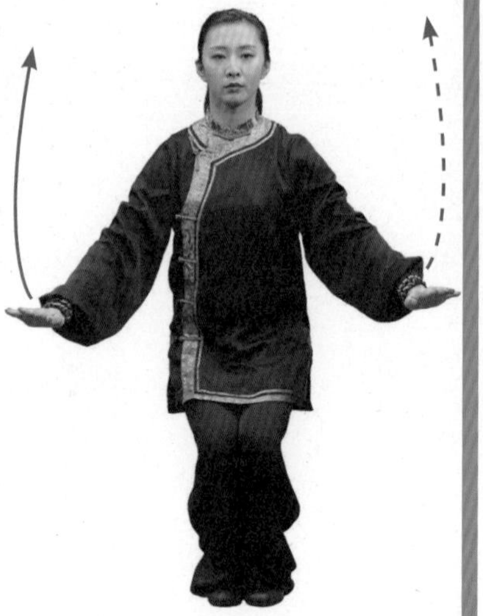

图 27

左膝提起，两臂侧起。

图 28

左脚下落并步，两膝微屈，两臂下落。

图 29

右膝提起，两臂侧起。

图 30

右脚下落并步，两膝微屈，两臂下落。

图31

双腿伸直，两臂向上环抱。

图32

两掌沿体前缓慢下按，两臂放松，自然下落，两掌心轻贴腿外侧。

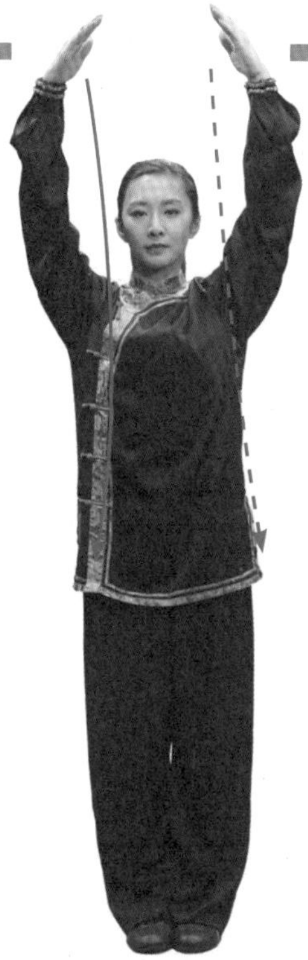

图31

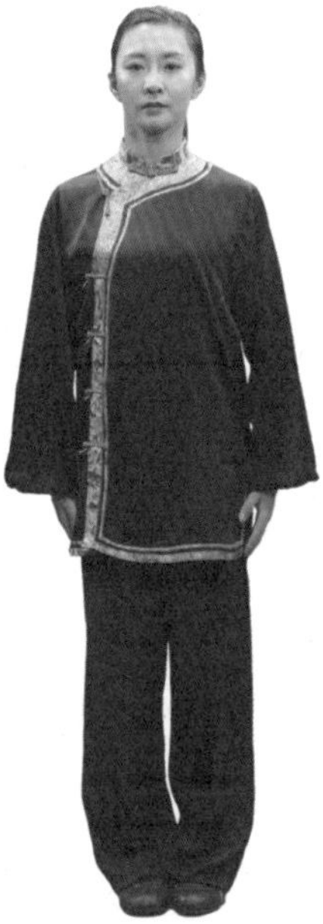

图32

二、动作分解教学

预备势

口诀：并步垂臂腿直立，头正颈直舒胸脊；
面带微笑目前视，心平气和调呼吸；
十指相对掌托起，旋腕转掌斜上举；
两臂微屈呈弧形，屈膝按掌至肚脐。

图 33

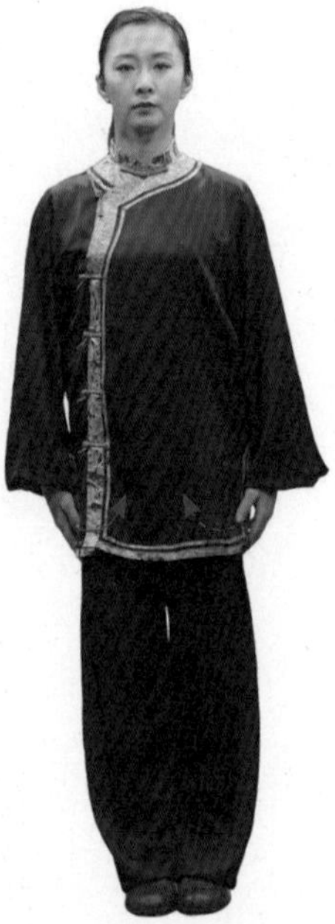

图 33

两脚并拢，两腿自然伸直站立；两臂自然垂于体侧，两掌心轻贴腿外侧；头正颈直，竖脊舒胸，下颌微收，唇齿合拢，舌尖放平，轻抵上腭，目视前方，自然呼吸，面带微笑。

图 34

两肘微屈，两掌于腹前十指斜相对，掌心斜向上。

图 35

两掌缓缓上托，与膻中穴同高。

图 34

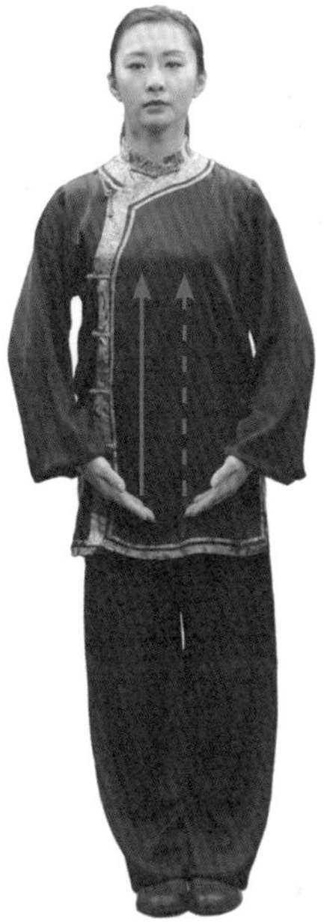

图 35

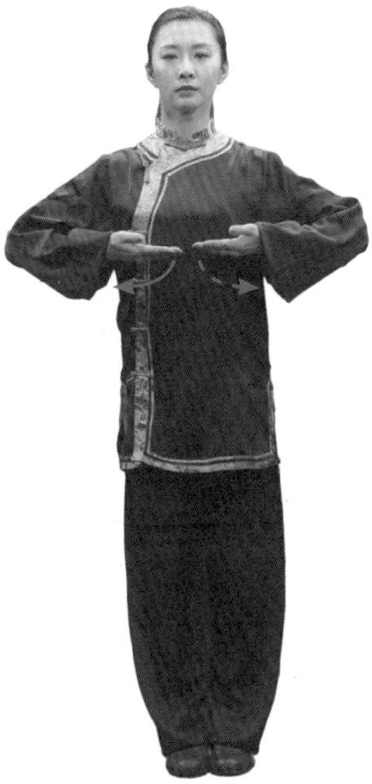

图 36—图 38

两掌指尖向前分开外展，约与肩等宽时，向内旋腕，掌心斜向上，指尖向侧上方。左、右手举至额部前上方约 **30°**，肩上斜 **45°**，掌心斜相对，眼随手走，两臂微屈，目视前上方，配合吸气。动作略停。

图 36

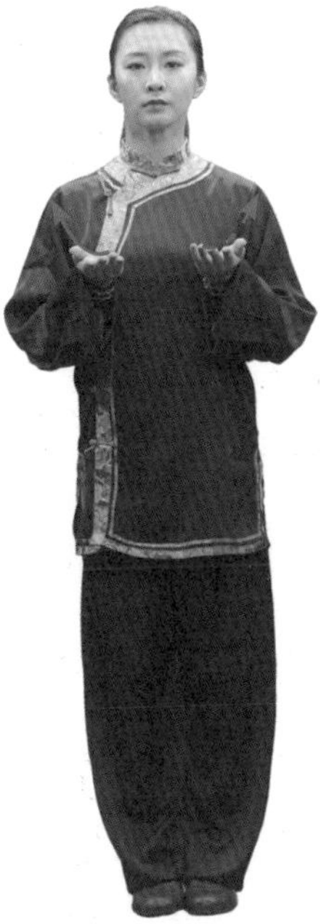

图 37

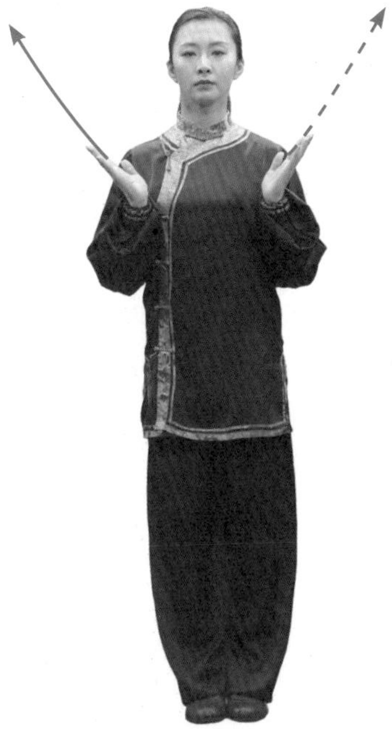

图 38

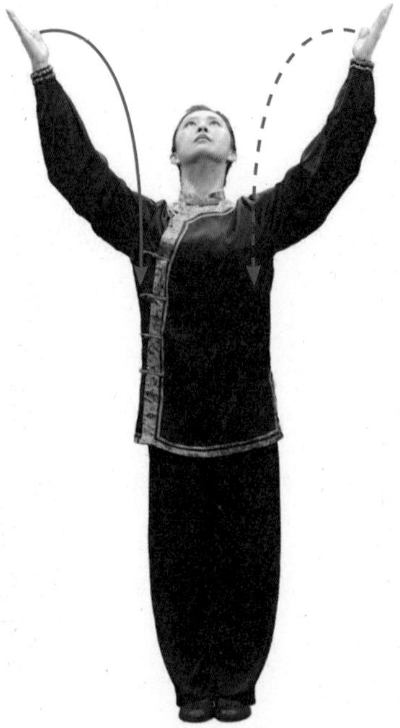

图 39

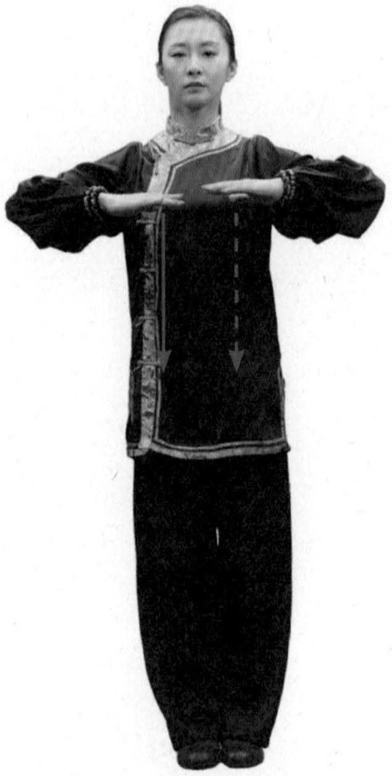

图 40

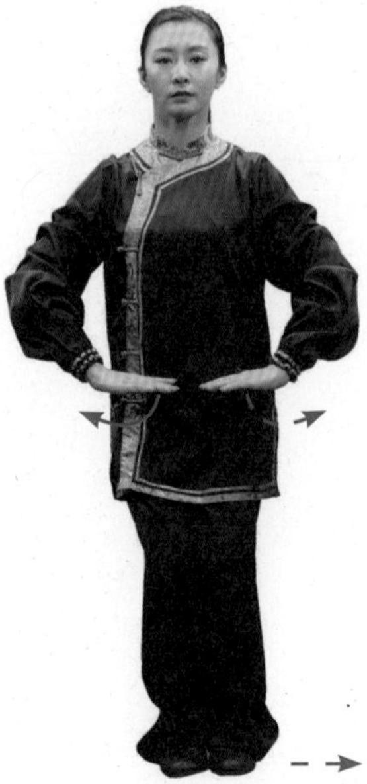

图 39

两臂屈肘内收，使两手于胸前十指相对，掌心向下。

图 40

屈膝下蹲，同时两掌下按，与肚脐同高，两手指尖相距约 10 厘米，目视前下方，配合呼气。

要求

1. 百会上领，周身中正，呼吸自然。

2. 松肩虚腋，腰腹放松，尾闾下垂，微微提肛。

3. 气沉丹田，心平气和，面带微笑。

易错点

1. 两脚并拢不齐。

2. 两臂上举时，手臂抱于头顶正上方，肘部伸直，两手臂夹角过大或过小，挺腹塌腰，身体后仰。

3. 屈膝按掌时，翘臀跪膝，身体前倾。

纠正

1. 两脚并拢，内侧完全靠拢，脚尖向前，两腿自然直立。

2. 两臂上举时，手臂抱于额部前上方约 30°，肩上斜 45°。手到位时，肘部微屈，使两臂构成一个圆圈的下半弧，撅颔抬头，身体保持正直不后仰。

3. 屈膝按掌时，保持上体中正，背有靠意，膝盖并齐，不超过脚尖，目视前下方。

功效

1. 心神宁静，心静气定，气定神敛，利于心理调节。

2. 气沉丹田，内安脏腑，外松筋骨，利于气血运行，为练功做好准备。

1. 昂首势

口诀：跨步分掌侧平举，掌心向上调呼吸；

下蹲翘臂昂首时，蒹葭头尾适度挤；

下颌回收调尾闾，两手外展腿直立；

两臂缓慢向上抱，并步按掌再屈膝。

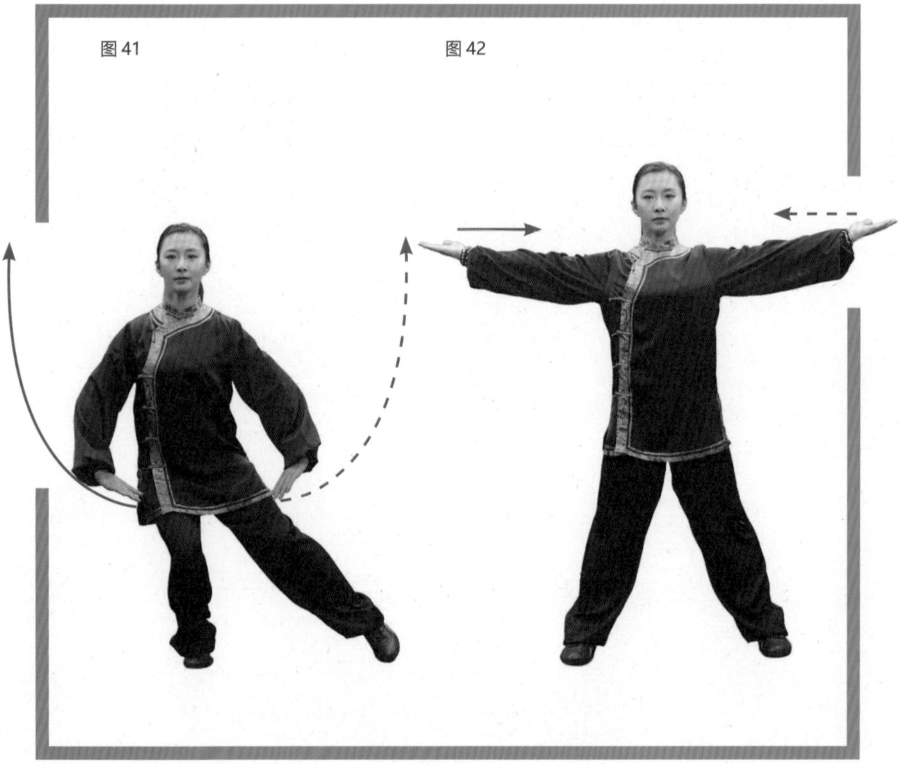

图 41 图 42

图41 重心右移，左脚向左开步，略宽于肩，脚尖向前，两臂向身体两侧打开，目视前方。

图42 两膝直起，同时两臂侧起至与肩平齐，随后两手翻转，掌心向上，肘微屈，配合吸气。

图43

双腿微屈，抬头翘尾，左、右肩胛内收，牵动肩、肘、手回收，沉肩坠肘，目视前上方，配合呼气。抬头翘尾时，以腰为原点，由颈椎至尾椎逐节弯曲。动作稍停。

图44

起身直立，左、右肩胛松开，带动肩、肘、手外展成侧平举，下颌回收，目视前方，配合吸气。起身直立时，以腰为原点，脊柱缓缓伸展直立。

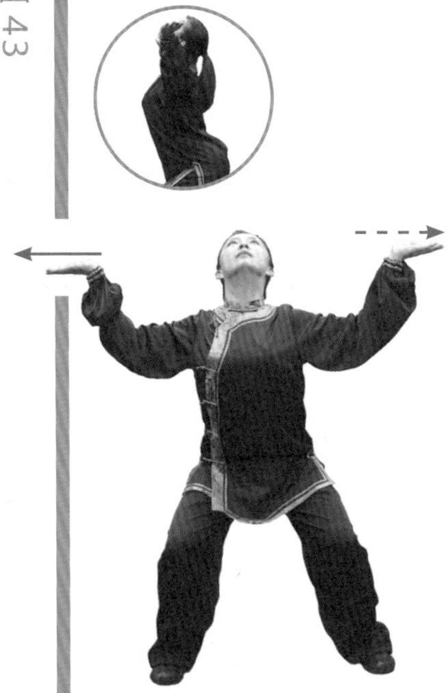

图43

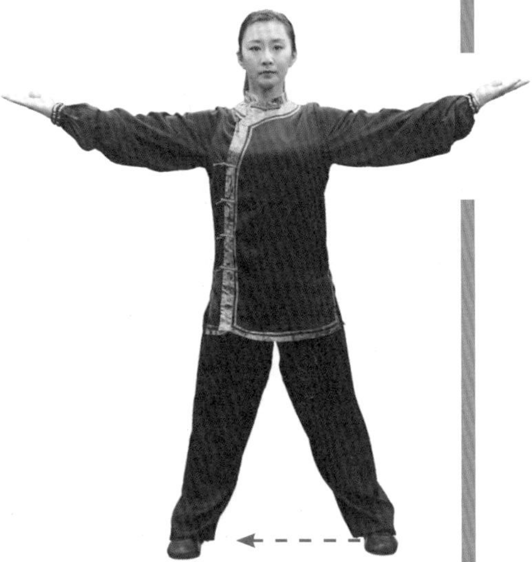

图44

图45

重心右移，左脚回收并步，屈膝下蹲。

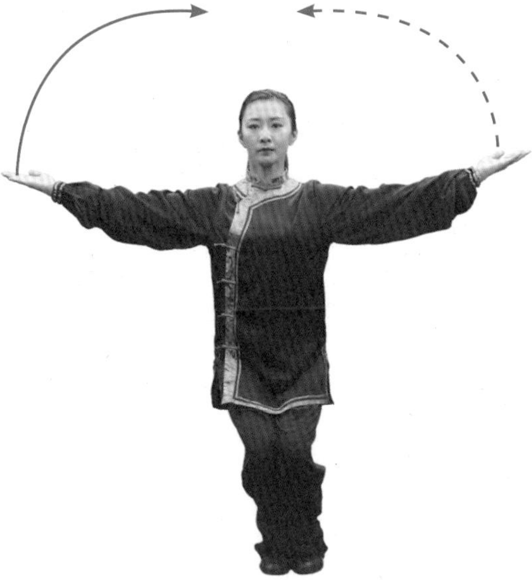

图45

图 46

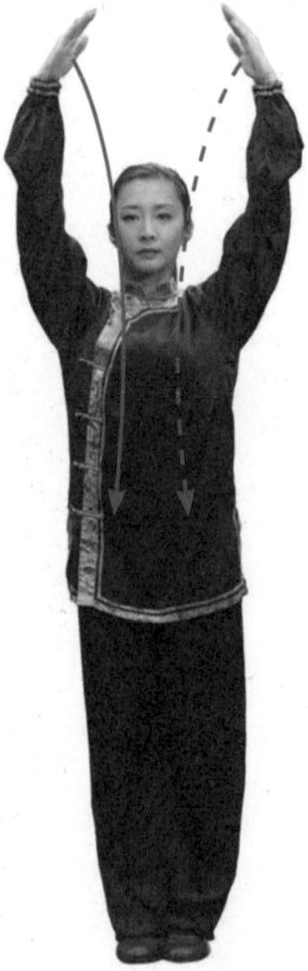

图 47

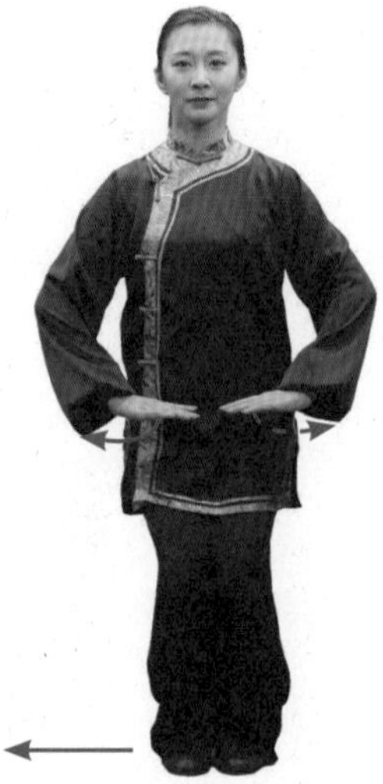

图 46

两膝直起，同时两臂向上环抱，指尖相对，掌心斜向下。

图 47

屈膝下蹲，同时两掌下按，目视前方，配合呼气。

图 48

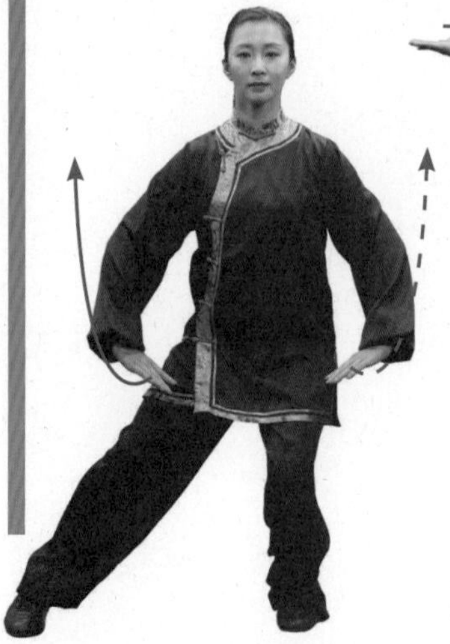

图 49

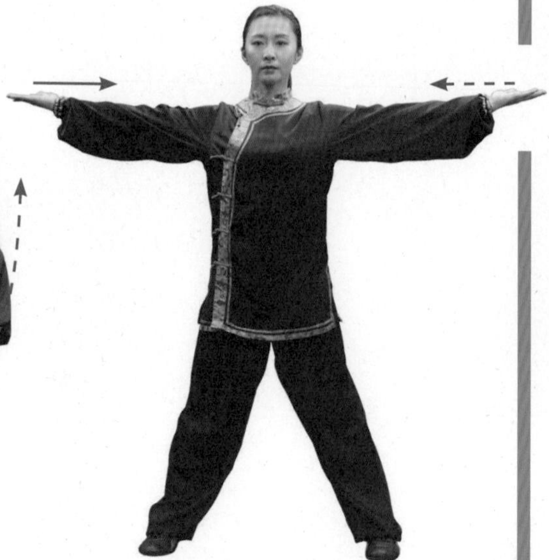

图 48—图 54

图 **48**—图 **54** 动作与图 **41**—图 **47** 动作相同，唯方向相反。

图 50

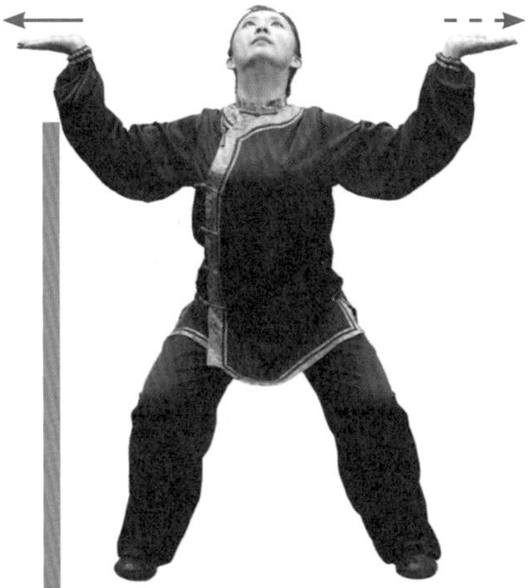

图 51

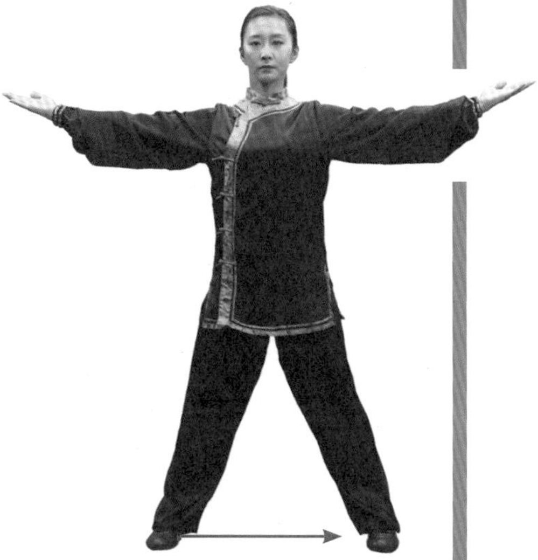

图 52

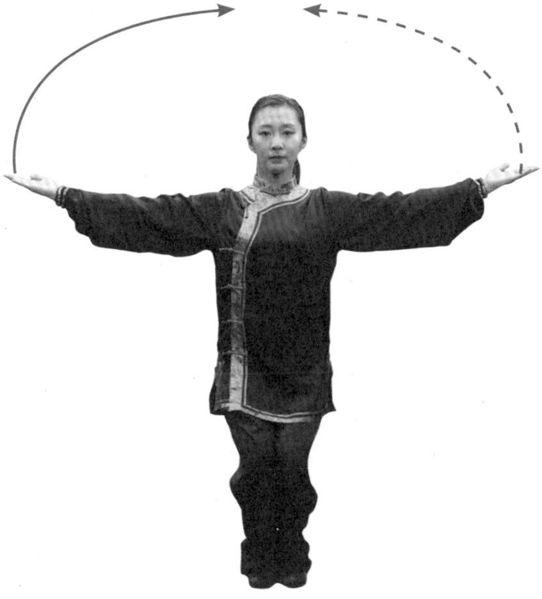

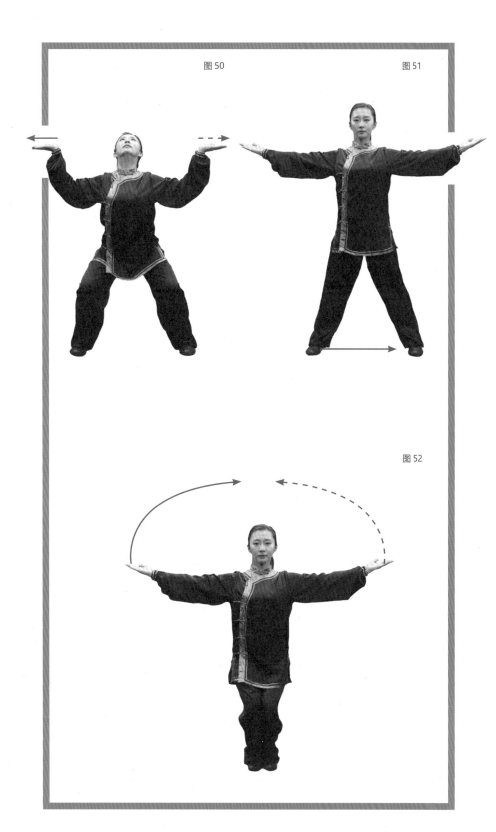

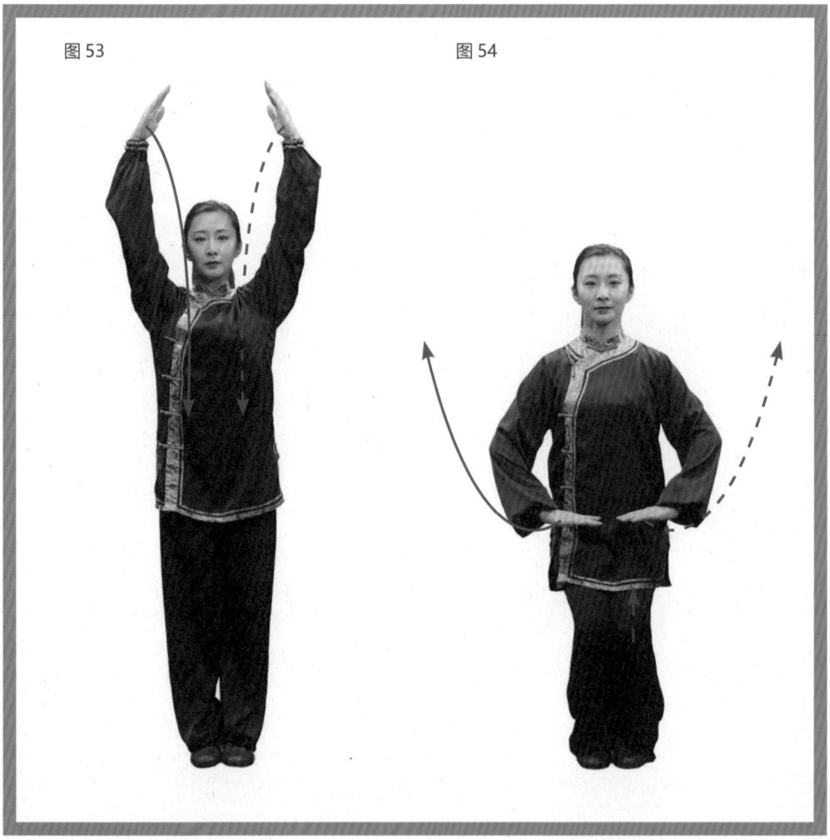

要点

1. 抬头翘尾时，沉肩、坠肘、压腕。

2. 腰、椎疾病患者在做脊椎反弓时，应根据自身状况，循序渐进、量力而行。

易错点

1. 侧开步过小。

2. 抬头翘尾时，只昂首不翘尾，身体后仰，脊柱没有反弓。

3. 抬头翘尾时，两掌过头，指尖斜向侧后方。

4. 两臂上抱时，直臂直肘。

纠正

1. 开步时，两脚内侧间距要宽于肩。

2. 抬头翘尾时，头、尾、肩胛均向神道穴挤压，使神道穴成为横竖两张弓的交点。

3. 昂首翘尾，两肩夹脊时，两臂屈肘下落，大小臂夹角约为90°，压腕使掌心向上，掌根与耳同高，指尖向两侧。

4. 两臂上抱时，要保持两臂微屈肘，呈环抱状。

功效

1. 此动作可以有效地预防和改善人们因长期伏案使颈椎、胸椎、腰椎和肩关节过度紧张所引起的上交叉综合征。

2. 通过反复脊椎反弓和重复性的背、胸部牵拉、放松的动作，直接作用于胸大肌、胸小肌、肩胛提肌、斜方肌和肩外旋转肌群，可以有效地牵引椎间关节，促使神经肌肉活动功能的恢复，从而降低颈椎、腰椎和肩关节的疼痛感，改善人们圆肩的异常姿态。

3. 伸展胸、腹的动作，有利于促进胸、腹腔的血液循环，从而改善心、肺功能。

4. 通过下蹲和脊柱反弓的动作，不仅能增强下肢力量和平衡能力，还对脊柱有较好的调节作用。

2. 开胯势

口诀：起身迈步手上举，并步下蹲要屈膝；
两臂展开臀摆动，膝带腿旋脚点地；
牵引胯部肘微屈，臂呈弧形肩用力；
上步退步左右做，开步上抱引气息。

图 55

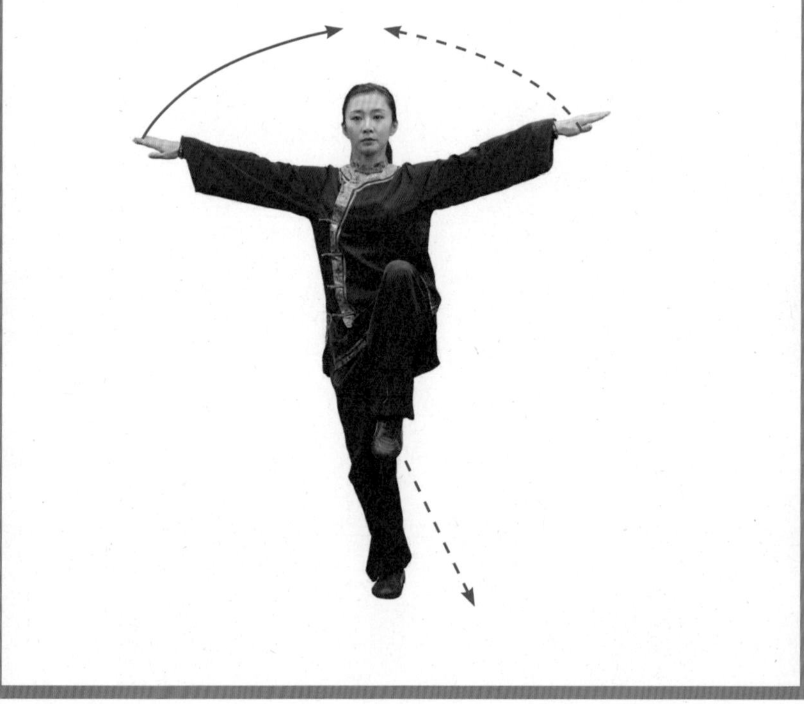

图 55、图 56

左脚向左前方上步，成左弓步。同时两臂侧起至头顶前上方，随后外旋至掌心相对，目视前方，配合吸气。

图57

右脚上步至左脚内侧，成顺膝丁步，同时两手下落至额前。

图58

屈膝下蹲，右膝外旋，成开膝丁步，臀部左摆。同时两臂弧形外撑，左臂与肩同高，右臂至右肩上方，右掌心对玉枕穴，目视左手，配合呼气。

图59

左腿缓慢直起，右膝内旋，右脚脚尖点地，身体回正，双臂下落，与肩平齐，目视前方。

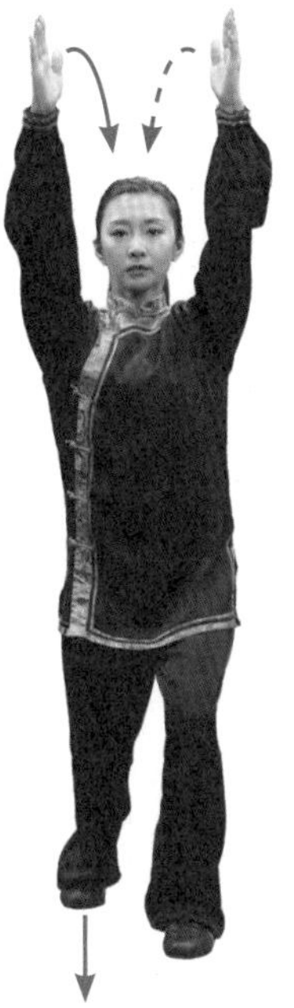

图56

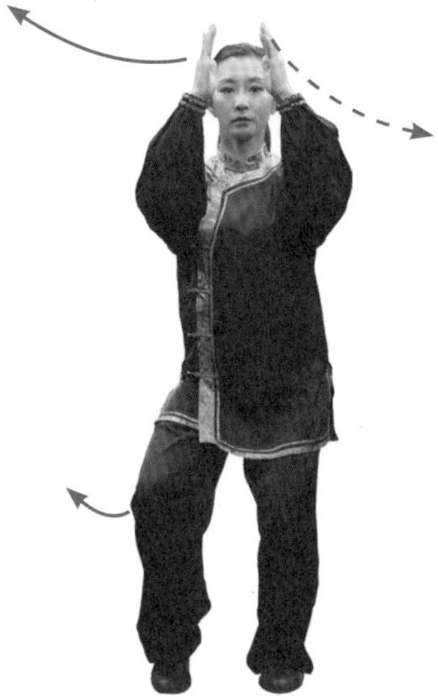

图57

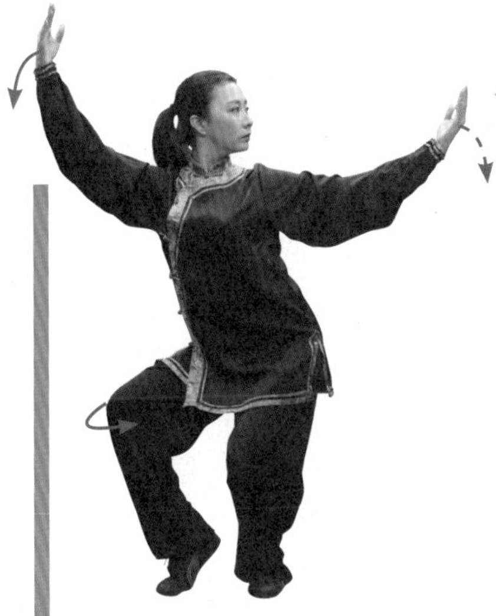

图58

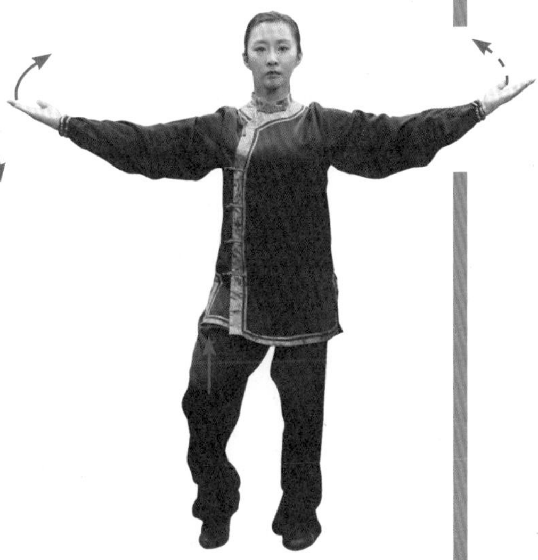

图59

图 60—图 63

图 60—图 63 动作与图 55—图 58 动作相同，唯方向相反。

图 60

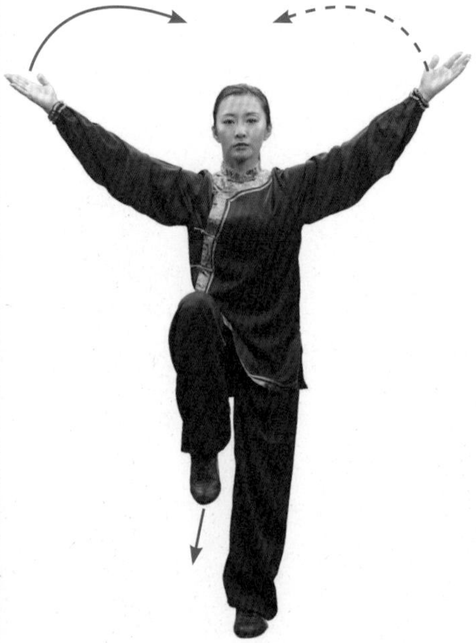

图 61

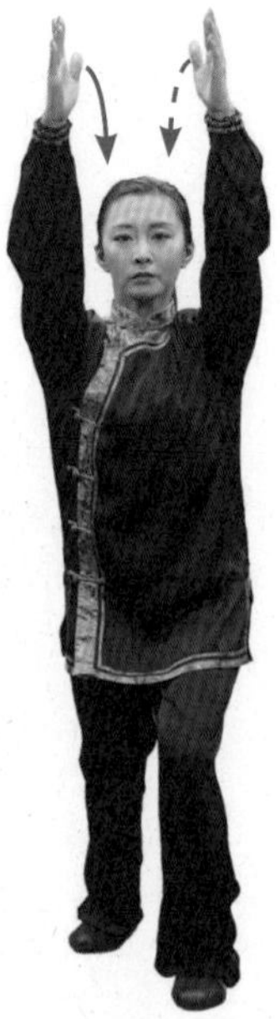

图 62

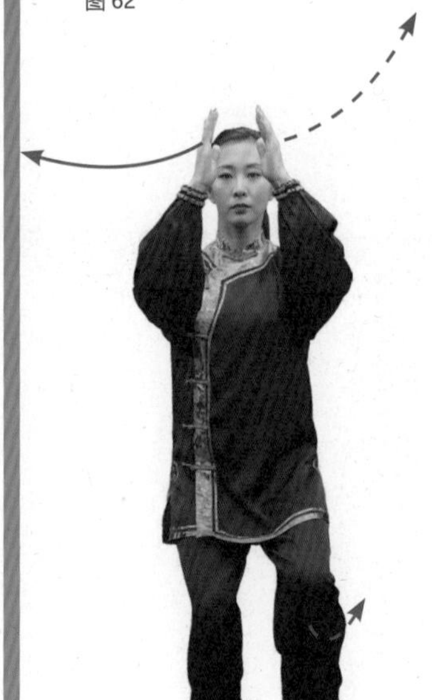

图 63

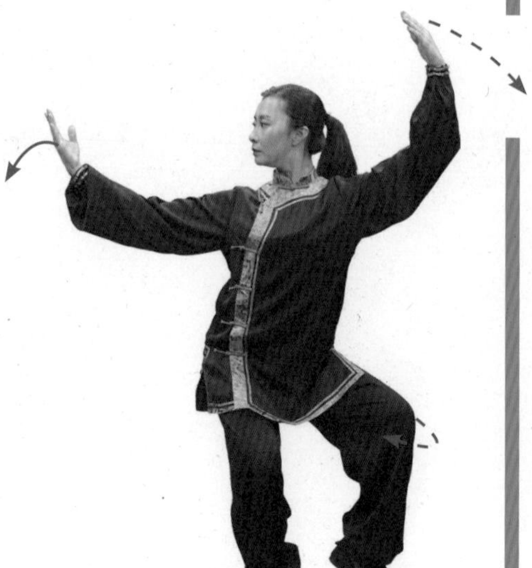

图 64

左膝内旋，身体回正，两臂下落至与肩平齐。

图 64

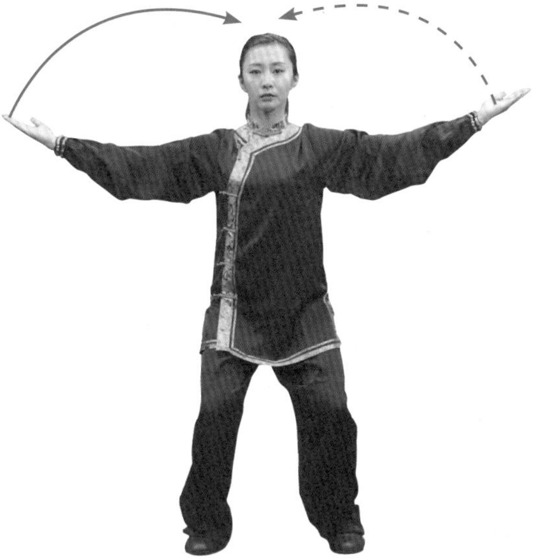

图 65

双腿伸直，两臂向上环抱，指尖相对，掌心斜向下，配合吸气。

图 66

屈膝下蹲，两掌下按至腹前，配合呼气。

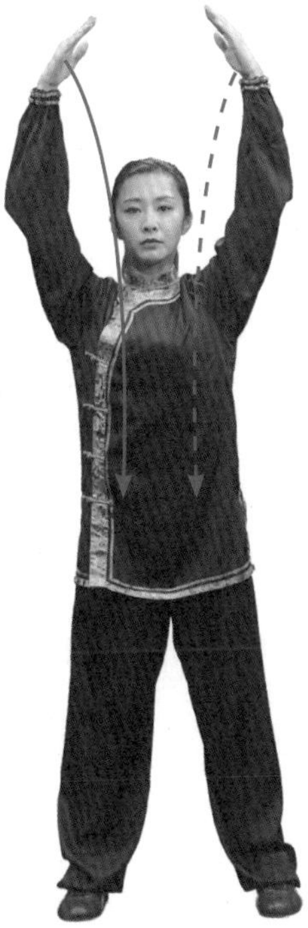

图 65

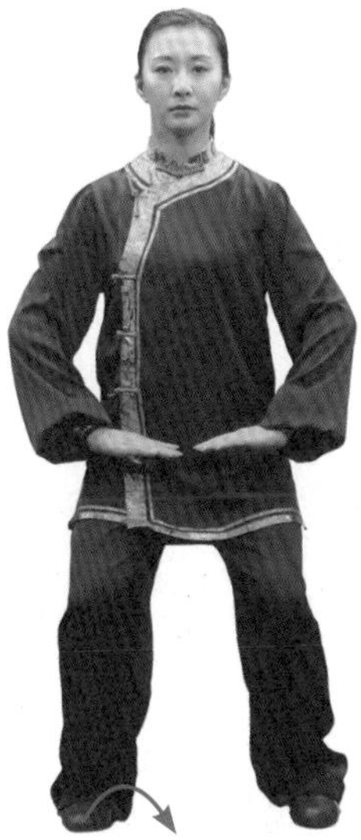

图 66

要点

1. 上步、退步时，动作要缓慢平稳。

2. 脊柱侧屈时，习练者应根据自身的柔韧性，循序渐进。

易错点

1. 开胯外撑时，身体前倾，低头侧转，同时两臂弧度不同，上臂肘过屈，下臂肘过直。

2. 摆臂开胯不充分。

纠正

1. 开胯外撑时，身体保持中正，直腰顶悬，头部水平侧转，且转头不转肩，目视同侧手指尖，同时两臂弯曲的弧度要相同，上方手腕同头高，掌心向玉枕穴，下方手臂同肩高。

2. 以左开胯为例，屈膝下蹲，左膝向正前，同时右脚以脚掌为支点，脚尖向右碾转，带动右膝外开，夹角约 90° ，左胯外顶。

功效

1. 通过脊柱的开合旋转来拉伸肩、髋，即以大关节带动小关节，以点带面，起到通利关节的作用。

2. 单腿提膝的动作，可增强下肢力量和平衡能力。

3. 在开胯时，通过脊柱的侧屈、侧伸，牵引胁肋部，配合大敦穴点地外旋，以起到疏肝理气、畅通气血的作用。

3. 抻腰势

口诀：转身合掌脚抬起，伸腿前蹬脚落地；

躯干前倾成弓步，两臂前伸斜上举；

两臂上举深吸气，伸拉脊柱带踵提；

重心往后掌回收，翘臀塌腰头仰起。

图 67

重心左移，右脚脚尖内扣，身体左转，目视左前方。

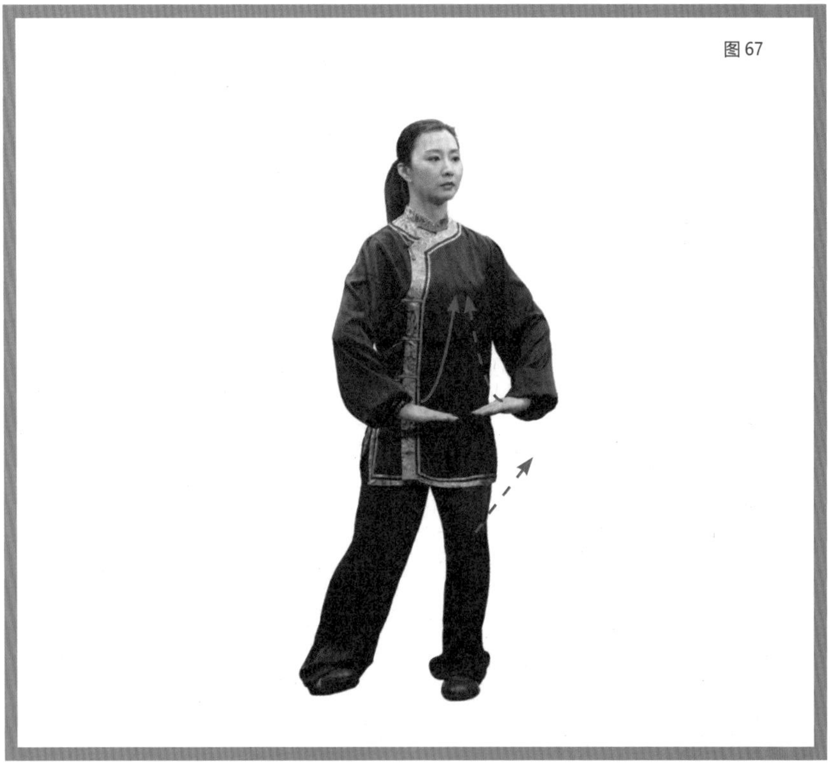

图 67

图 68

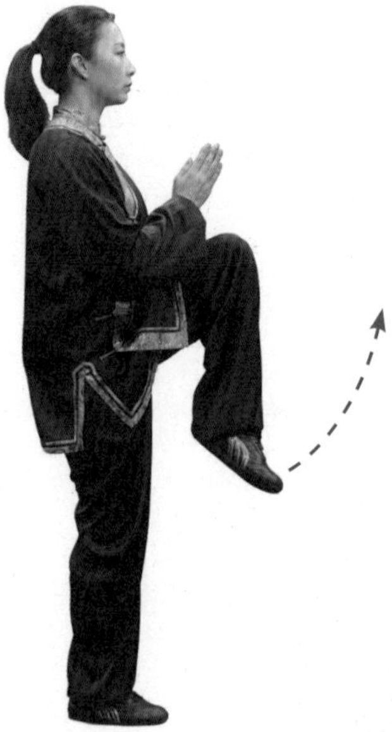

图 69

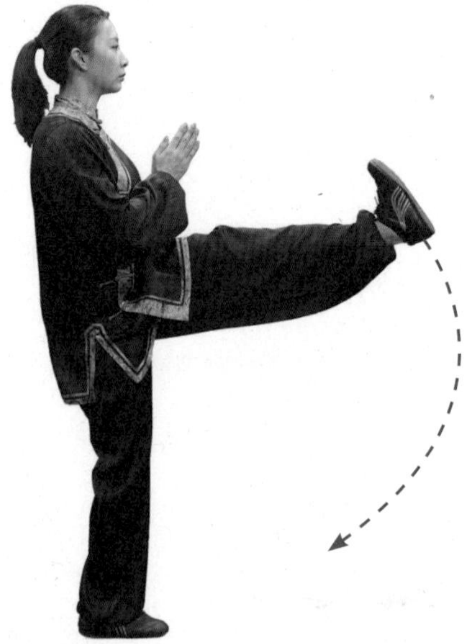

图 68

右腿伸直，左腿提膝，同时双手合掌于胸前，目视前方。

图 69

左脚向前上方蹬脚，脚尖上翘，两腿夹角约 90°。

图 70

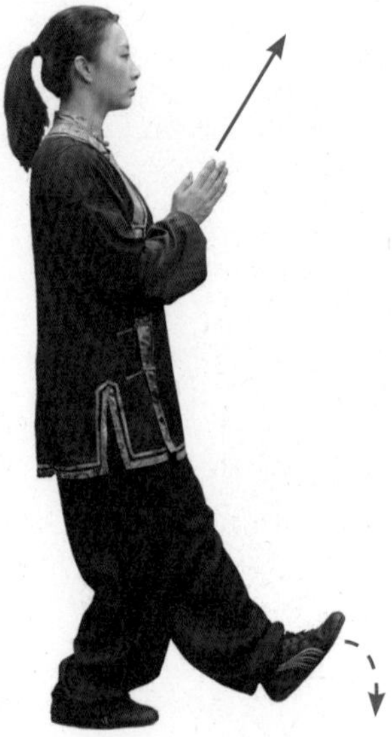

图 71

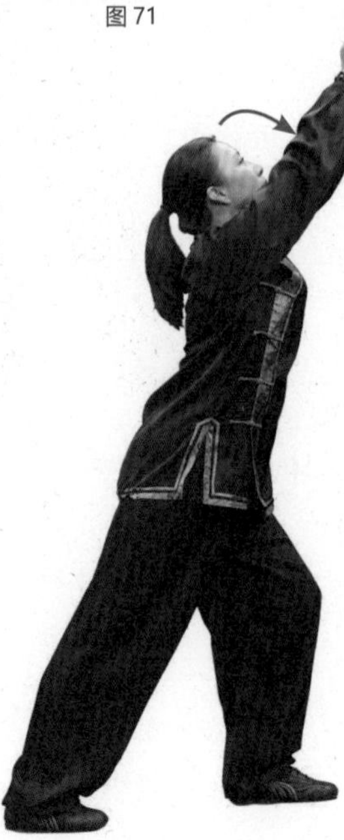

图 70

右腿屈膝，左脚下落，脚跟着地，脚尖上翘。

图 71

右脚前蹬，左脚掌着地，成左弓步，同时两掌向前上方伸出，目视前上方。

图72

上体前倾，下颌回收，目视前下方。

图73

右脚提踵，左膝微伸，手臂持续向上引伸，从两掌向前上方伸出开始配合吸气，到此动作结束。动作稍停。

图72

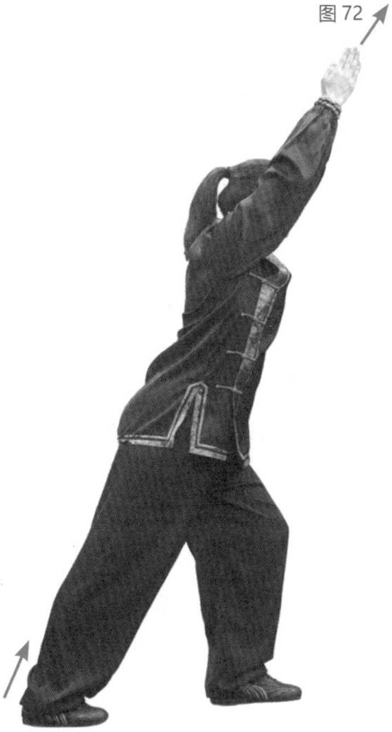

图73

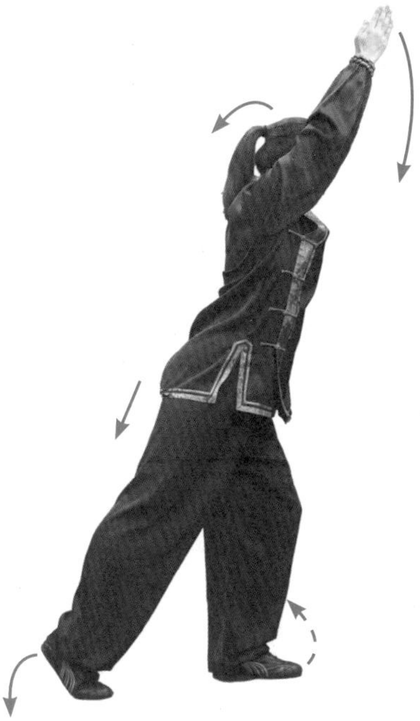

图74

重心后移，左脚脚尖翘起，翘臀塌腰，挺胸抬头，同时两掌回收于胸前，目视前上方，配合呼气。

图75

起身，左脚脚尖内扣，身体右转回正，目视前方。

图74

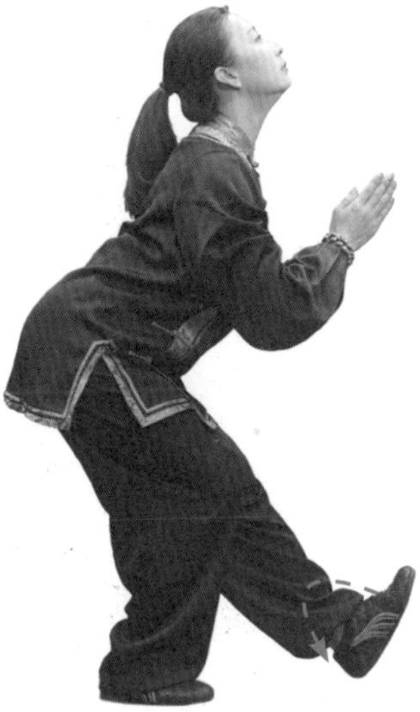

图75

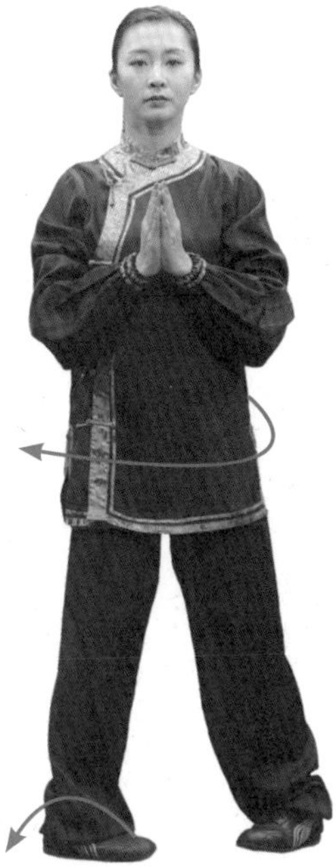

图 76

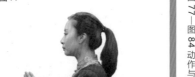

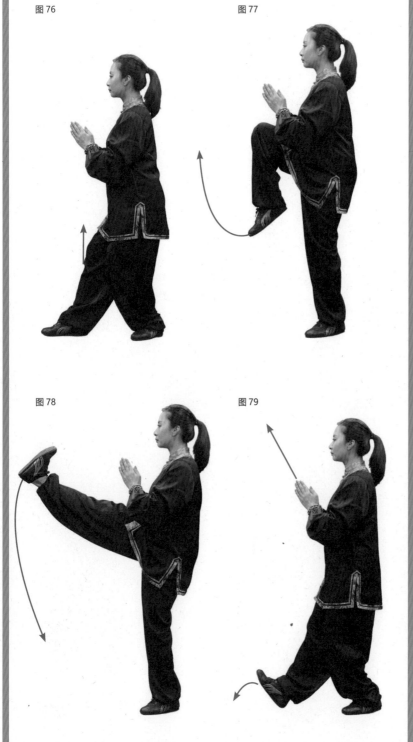

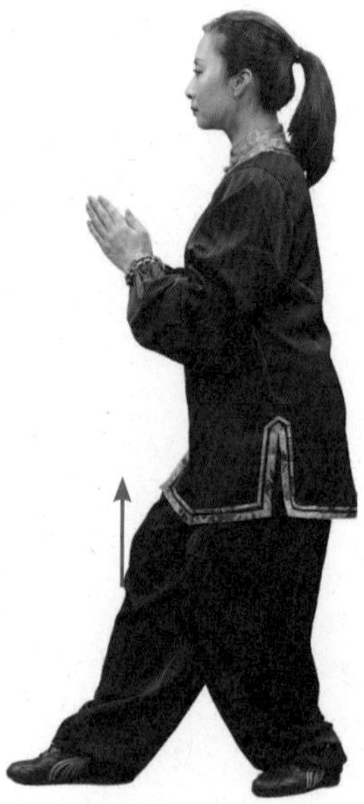

图 77

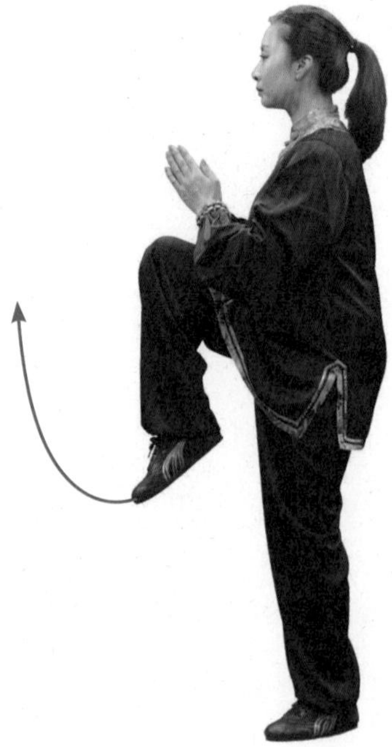

图 78

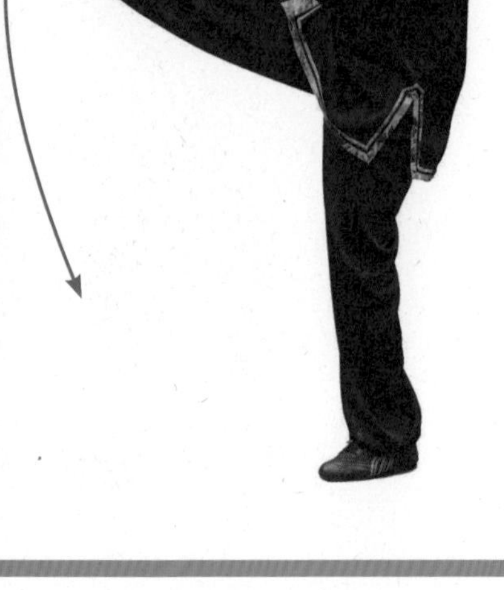

图 79

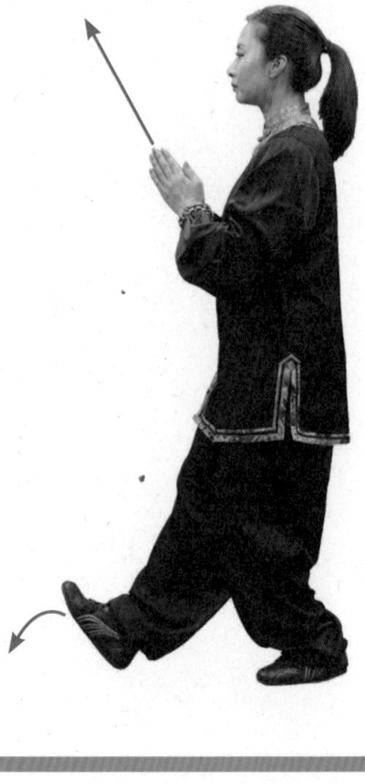

图 76

重心左移，右脚尖外展，身体随之右转，目视前方。

图 77—图 84

图 77—图 84 动作与图 68—图 75 动作相同，唯方向相反。

图 80

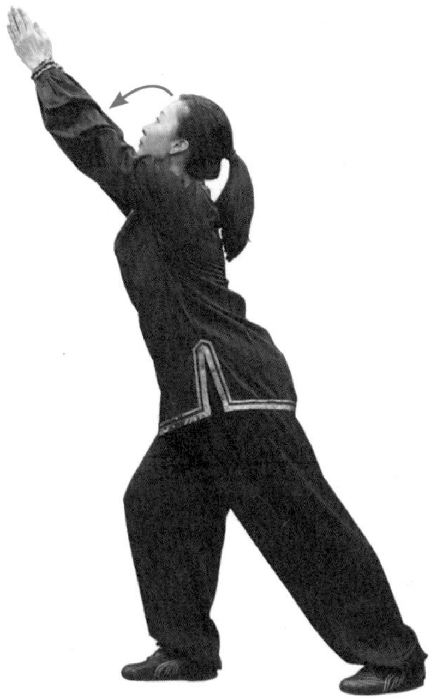

图 81

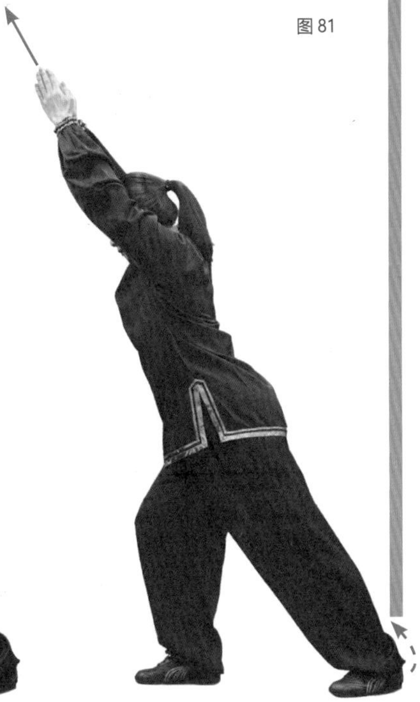

图 82

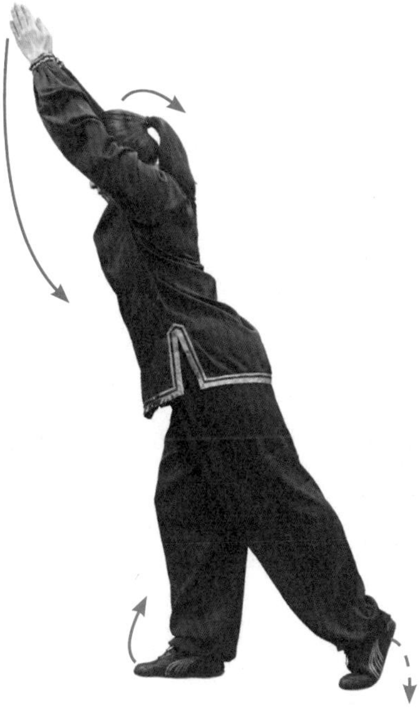

图 83

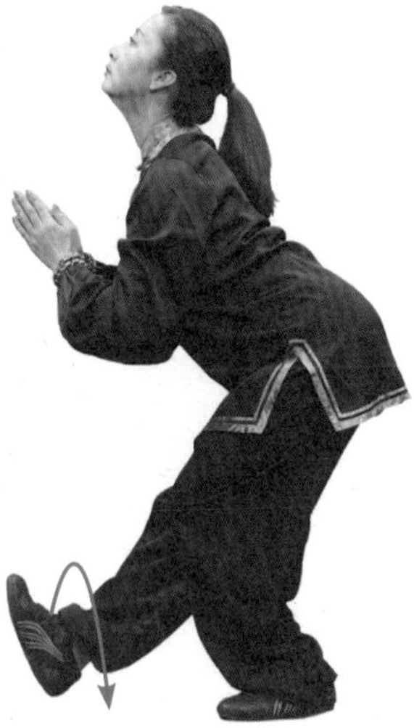

图 84

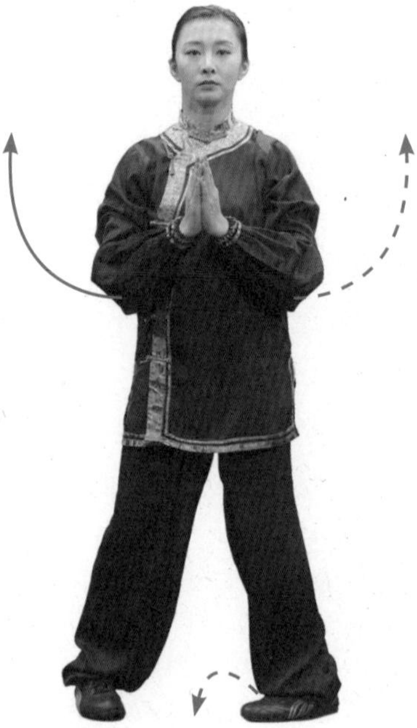

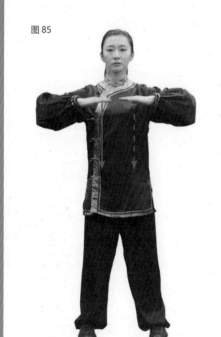

图 85

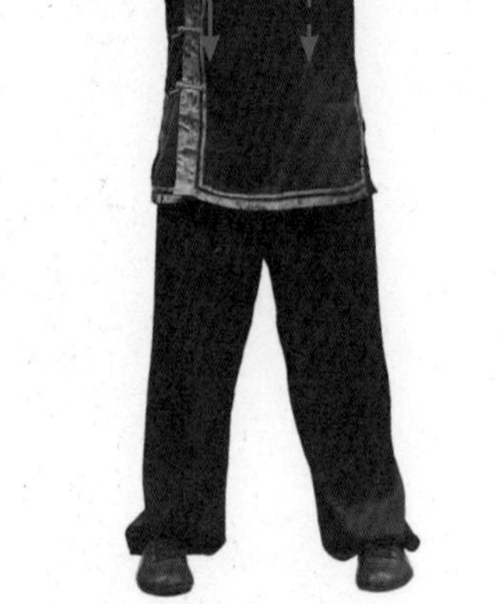

图 86

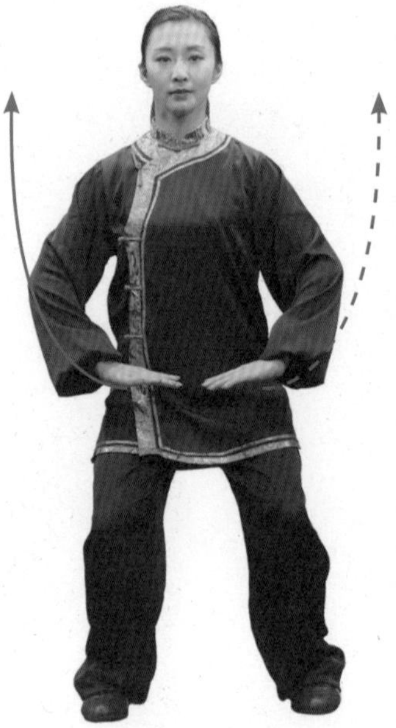

图 85

左脚脚跟内收，两脚平行，两肘向两边展开，与肩平齐，两手十指相对，掌心向下。

图 86

屈膝下蹲，同时两掌下按至肚脐。

要求

1. 抻腰时，手臂、躯干、后腿成一条直线。

2. 上步时，两脚内侧保持一定间距，以保持身体平稳。

3. 合掌时，两掌内部空心。

易错点

1. 两臂贴耳时，手臂直接向上抬起与耳相贴。

2. 提踵抻腰时，后脚脚尖点地，前腿膝关节伸直。

3. 后坐俯身翘臀时，合掌位置过高。

4. 左抻腰换右抻腰时，身体前倾，没有站直。

纠正

1. 先抬头目视两掌向前上约 30° 方向伸出，两臂伸直后，保持两臂前倾角度不变，然后再收颌低头向前俯身至两臂内侧贴耳，使手臂、躯干、后腿成 30° 斜直线。

2. 后脚提踵时，脚掌不离地，脚趾抓地，前腿膝关节微屈。

3. 后坐俯身翘臀时，上体和掌指都向前倾斜约 30° ，掌根与膻中穴的连线与前倾的身体垂直，掌根桡侧与膻中穴相距约 15 厘米。

4. 左抻腰完成后，先起身，待身体完全直立后，再左脚内扣 135° ，右脚外展 135° ，同时转身 180° ，接做右抻腰。

功效

1. 此动作通过对躯干的抻拉牵引，可以有效地缓解因长期不良姿势导致的慢性腰痛。

2. 在做脊柱反弓和抻拉运动时，能对筋膜张力和肌肉拉力起到调节作用，缓解腰部肌肉僵硬、酸胀等不适感。

3. 通过手、脚两头缓慢持续拉伸和脊柱的反弓和张开，可打开督脉，调理三焦，促进各关节周围肌肉、韧带及软组织的气血运行。

4. 塌腰、翘尾、挺胸、抬头，以及合掌收于膻中穴前，不仅可以调理任、督二脉和心肺功能，还对颈椎、腰椎有良好的保健和康复作用。

4. 震体势

口诀：按掌侧摆身直立，合抱握固旋腕提；

两臂外展拳变掌，合谷轻击两侧体；

转身抬臂肘微屈，依次握固前后击；

敲击丹田和骶骨，拧腰转体开步立。

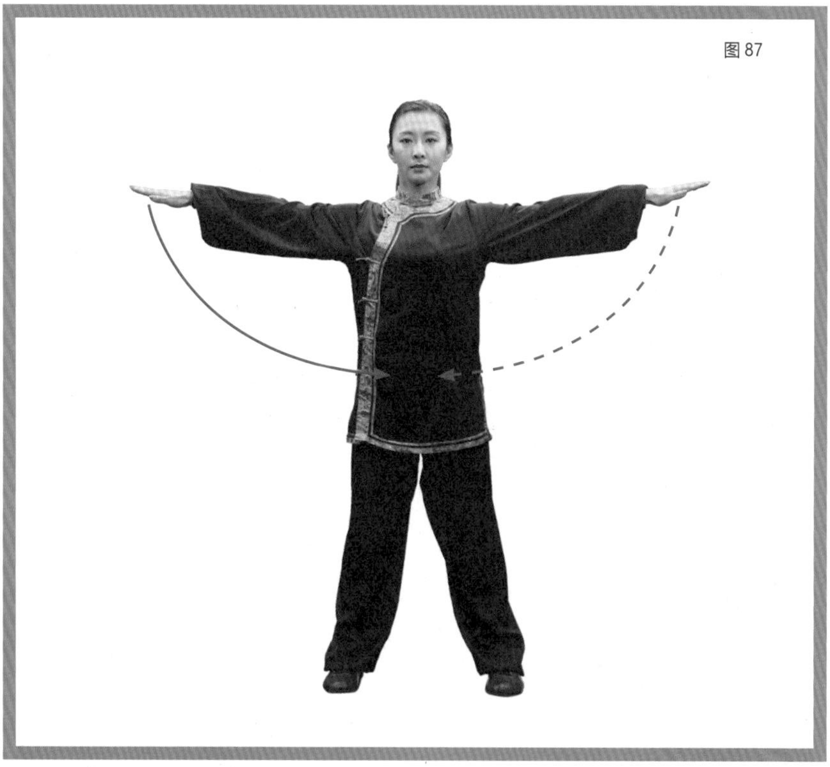

图 87 两腿伸直，两臂侧起至与肩平齐，目视前方，配合吸气。

图 88

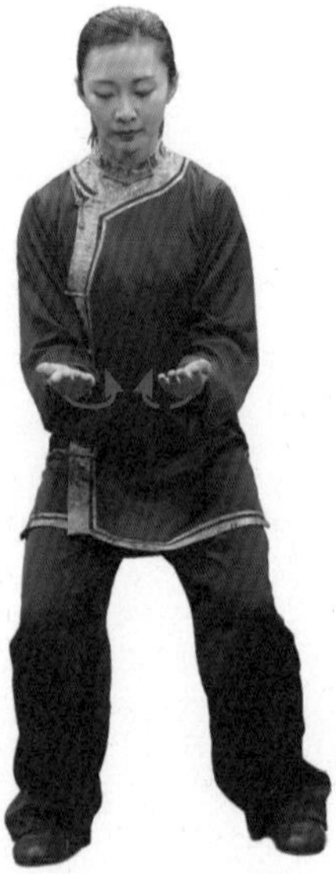

图 89

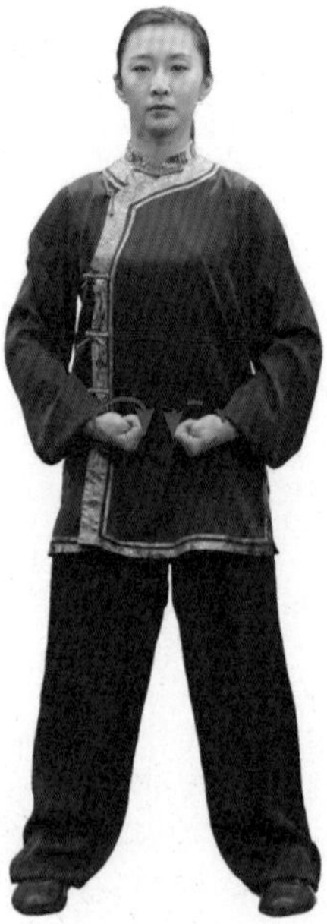

图 90

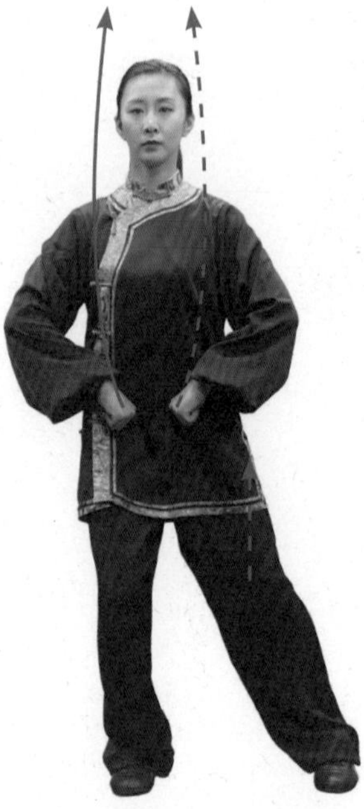

图 91

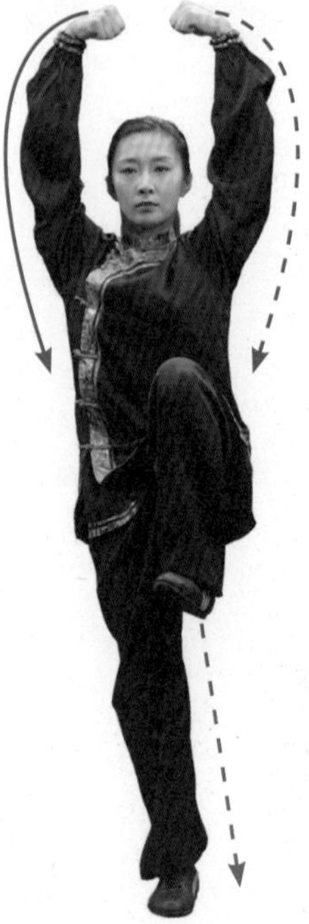

图 88

屈膝下蹲，成马步，同时两臂下落，前臂内收，两掌与肚脐同高，掌心向上，目视掌心，配合呼气。

图 89

两腿伸直，两手握固，收于肚脐两侧。

图 90

重心右移，同时两手翻拳、屈腕，使拳背相对。

图 91

左膝上提，脚尖上翘，两拳经耳门穴上提至头顶上方，肘微屈，配合吸气。

图 92

两手由拳变掌，左腿放松下摆，同时两臂下落，用两手的合谷穴轻击胆经。

图 93

左脚开步，左臂向前、右臂向后摆至身体正中线，掌心向上，配合吸气。

图 92

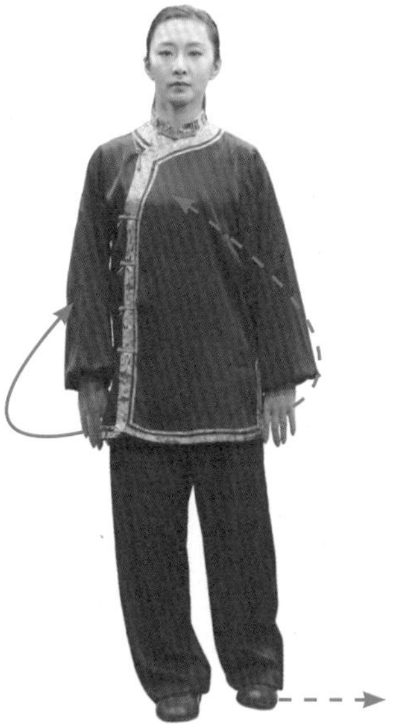

图 93

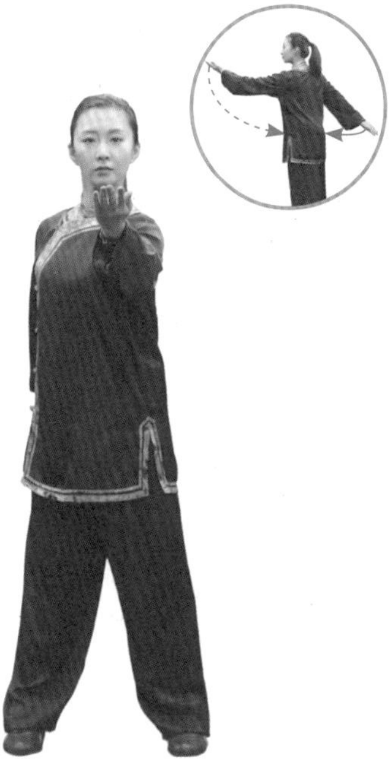

图 94

屈膝下蹲，身体转正，同时双手握固，左拳轻击下丹田，右拳轻击腰眼，目视前方，配合呼气。

图 95

两腿伸直，身体右转，同时两拳变掌，左掌向右前方伸出，右掌向左后方伸出。

图 94

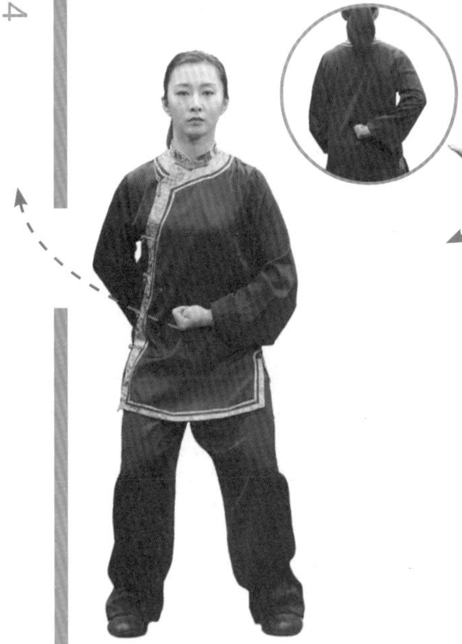

图 95

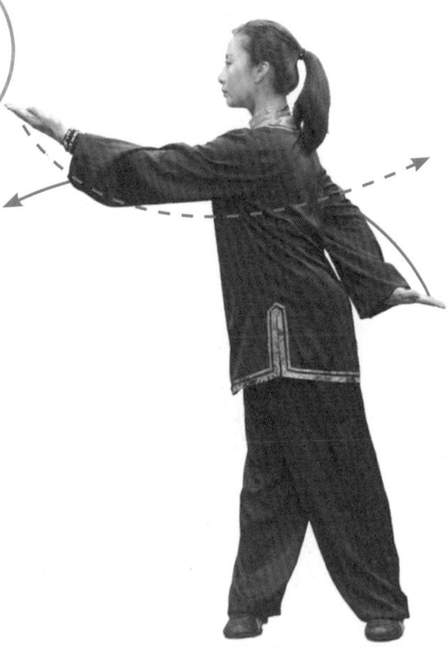

图 96

身体转正，带动两臂弧线摆动至侧平举，掌心向下，目视前方，配合吸气。

图 97—图 105

图 97—图 105 动作与图 88—图 96 动作相同，唯方向相反。

图 96

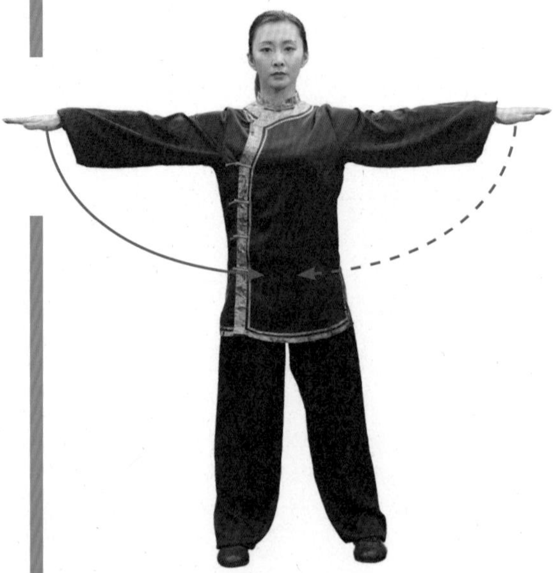

图 97

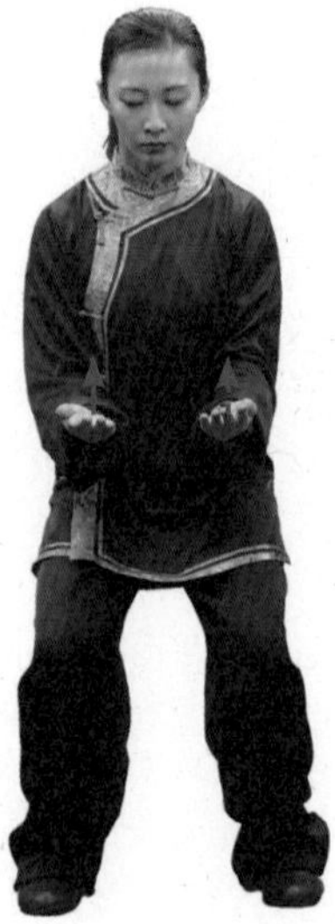

图 98

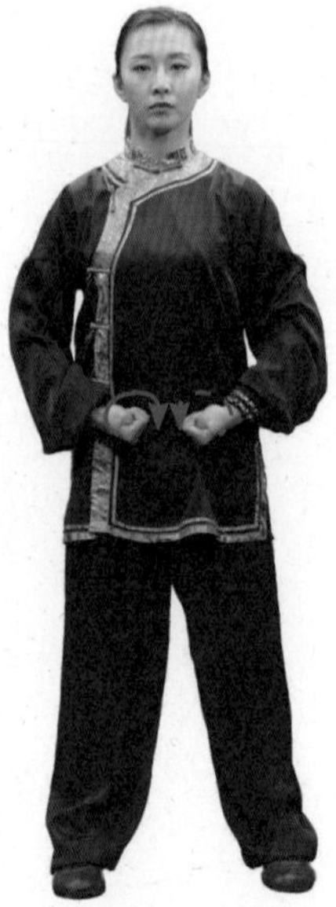

图 99

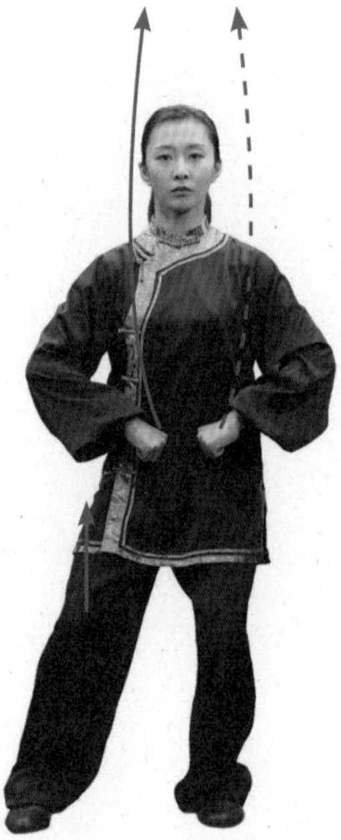

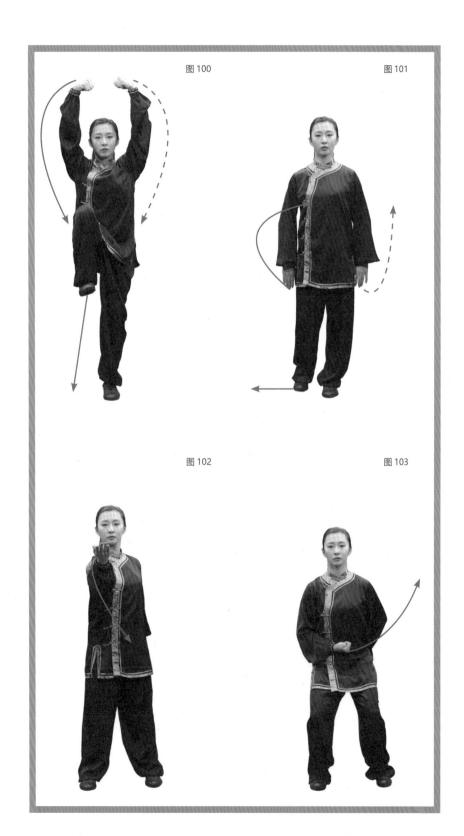

图 100

图 101

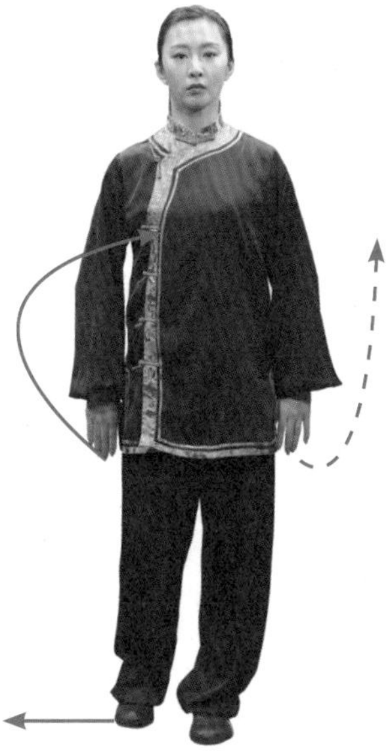

图 102

图 103

图 104

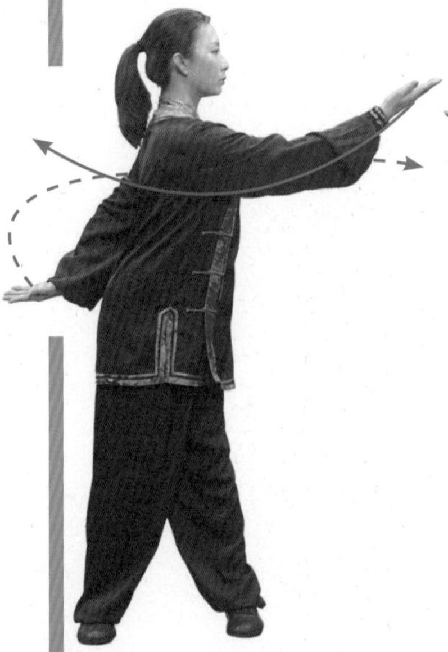

图 105

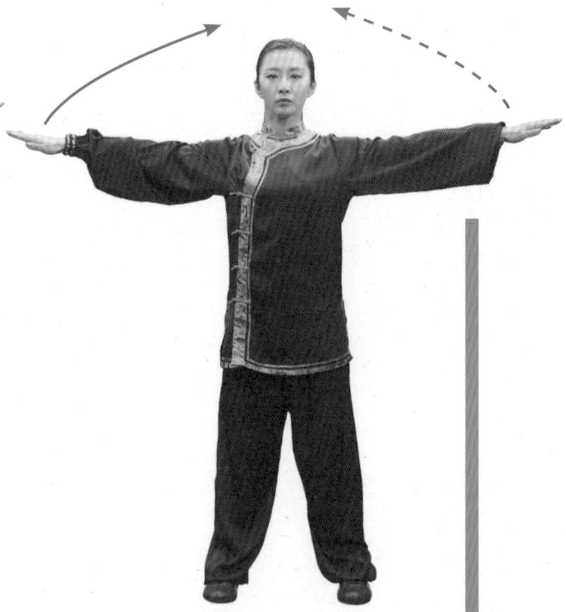

图 106

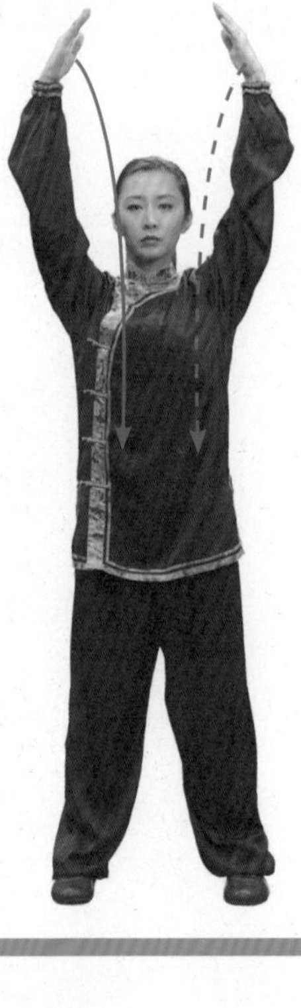

图 107

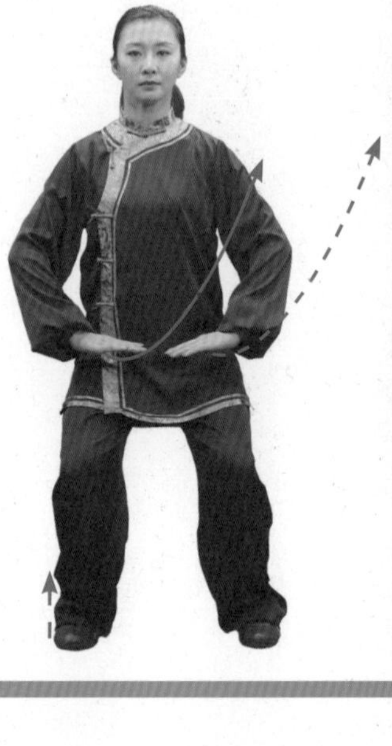

图 106

两掌侧起，向上环抱，指尖相对，掌心斜向下，配合吸气。

图 107

两腿屈膝，两掌下按至与肚脐同高，目视前方，配合呼气。

要点

1. 提膝和两手握固上提要上下相随，同时进行。

2. 提膝的高度要因人而异，不可强求。

易错点

1. 两拳上提过程中，拳背没有相对，且从腹前到头顶上方走的是直线。

2. 提膝时，脚尖未上翘，站立不稳。

3. 两手击打腿侧时，太过刻意且用力。

纠正

1. 两手握固上提时，要屈腕才能使拳背相对，两拳从肚脐两侧提到头顶上方要走上下窄中间宽的弧线。

2. 提膝时，小腿自然下垂，脚尖上翘；提膝的腿在下落时，要勾脚且自然下落，顺势后摆约 15°，脚不沾地，脚回摆垂直后，再侧开步站立。

3. 在击打大腿胆经时，以手臂的自重自然下落，击打时力度要适中。

功效

1. 通过脊柱的左右旋转，可增加腰部的灵活性。

2. 敲击胆经，震荡丹田，鼓荡正气，培补元气，使气有所运、筋有所养、血有所行，以提高抗病能力。

3. 通过躯干、四肢的惯性和自身重力作用下身体做被动牵引，可使髋关节、膝关节、踝关节得到充分的拉伸，缓解长期过度负重引起的损伤，对下肢关节有良好的保健康复作用。

5. 揉脊势

口诀：缓慢起身体重移，并步脚掌先着地；
两臂摆至与肩高，屈膝推掌体侧屈；
劳宫大包对应齐，屈肘揉脊腋下虚；
从腰至胸节节动，松紧有度要适宜。

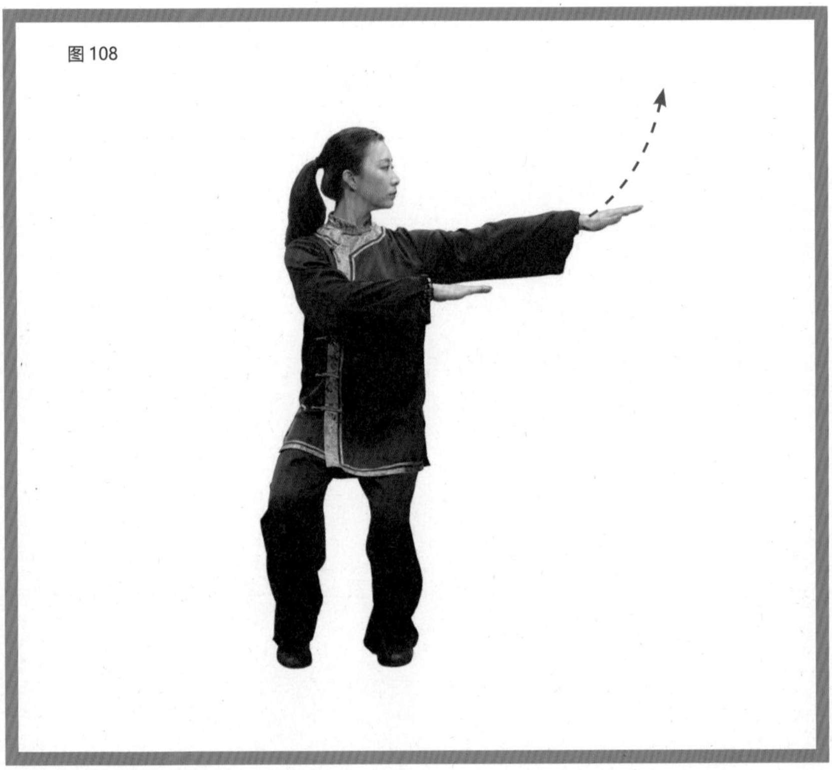

图 108 重心左移，右脚内收提踵，成顺膝丁步，同时双臂左摆，目视左手。

图 109、图 110

右膝外展，臂向左摆，身体向右侧屈，同时左臂摆至右上方，右手收至左腋下，目视右下方，配合吸气。动作稍停。

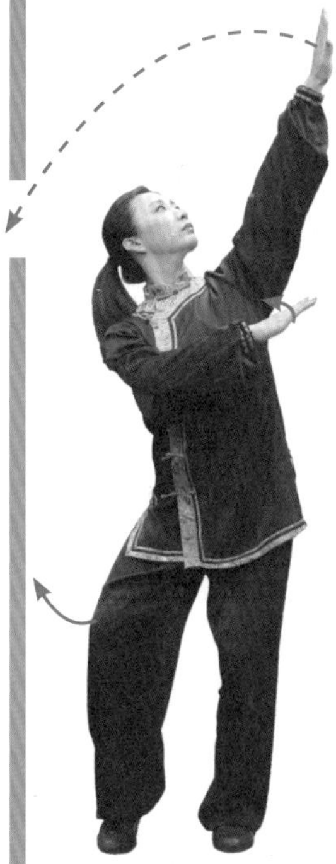

图 109

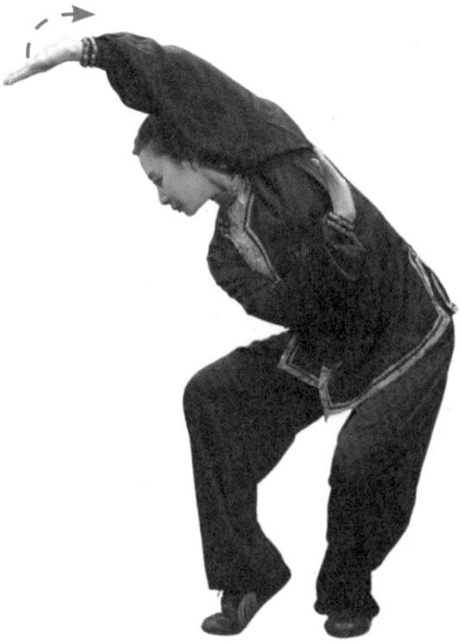

图 110

图 111—图 113

起身，右脚向右开步，同时双臂回摆至胯两侧，屈膝下蹲，目视前方，配合呼气。

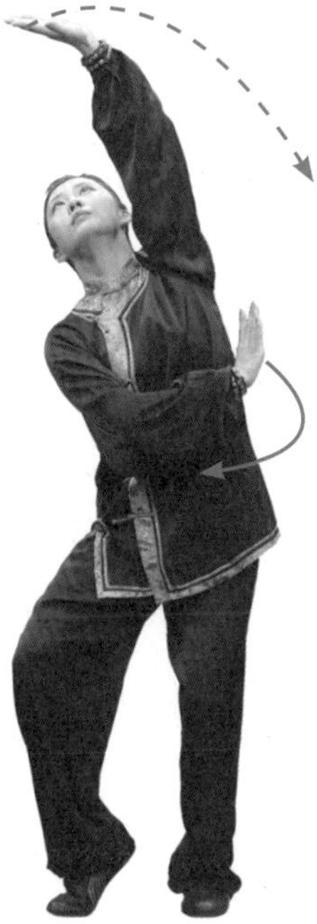

图 111

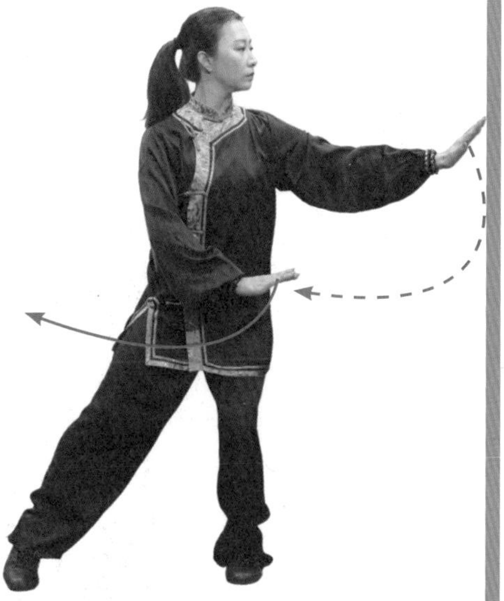

图 112

图 114、图 115

重心右移，左脚内收提踵，成顺膝丁步。随后左膝外展，臂向右摆，身体向左侧屈，同时右臂摆至左上方，左手收至右腋下，目视左下方，配合吸气。动作稍停。

图 113

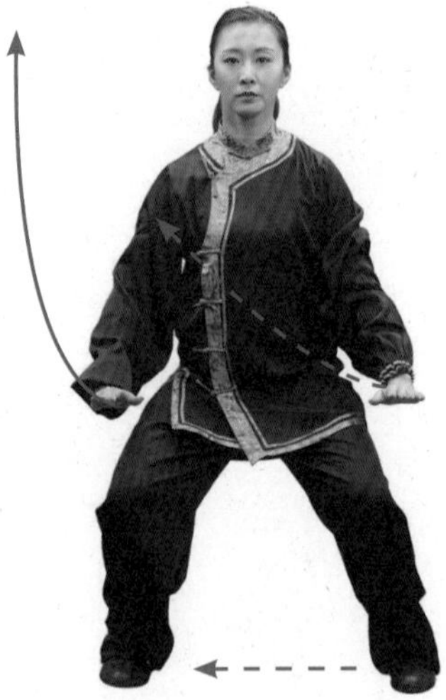

图 114

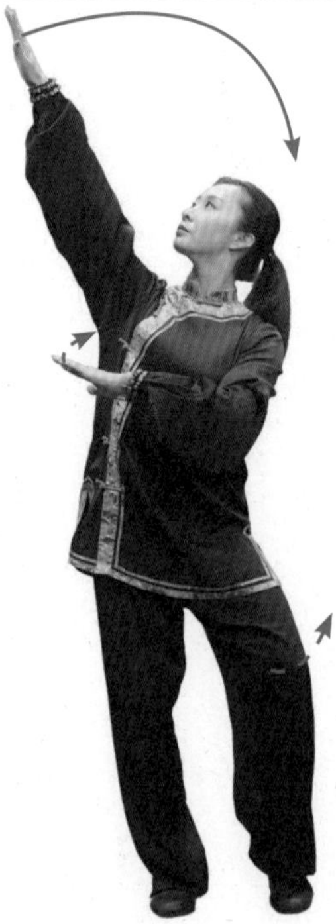

图 115

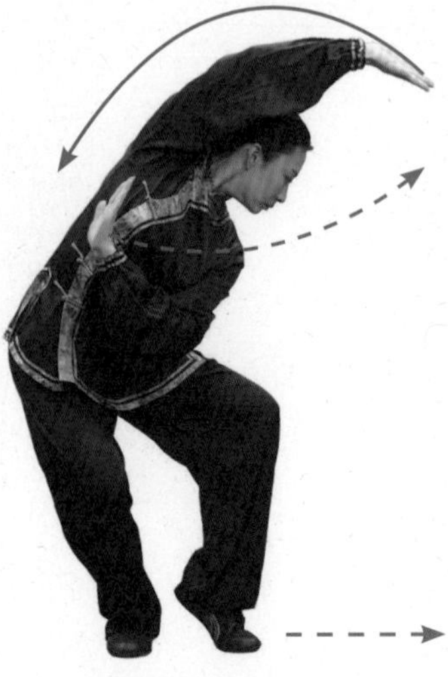

图 116

起身回正，左脚开步，两腿伸直，同时右臂向右摆、左臂向左摆至两臂平举，掌心向上，目视前方，配合呼气。

图 117

两臂向上环抱，指尖相对，掌心斜向下，配合吸气。

图 118

两腿屈膝，两掌下按至与肚脐同高，配合呼气。

图 116

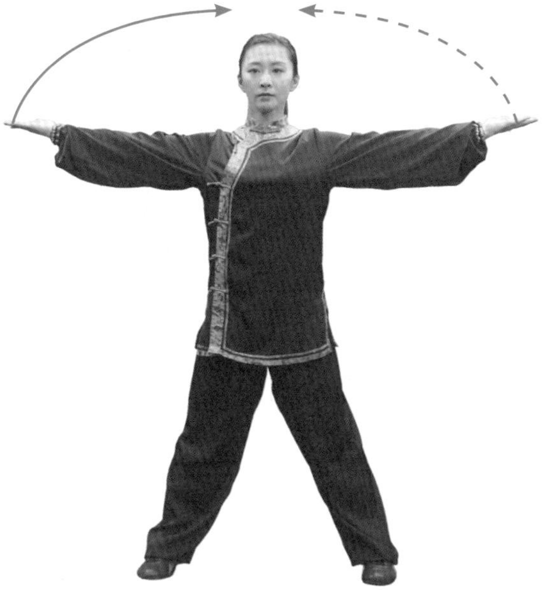

图 117

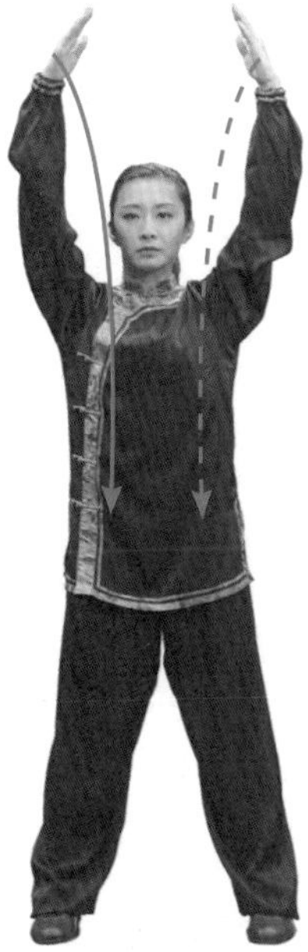

图 118

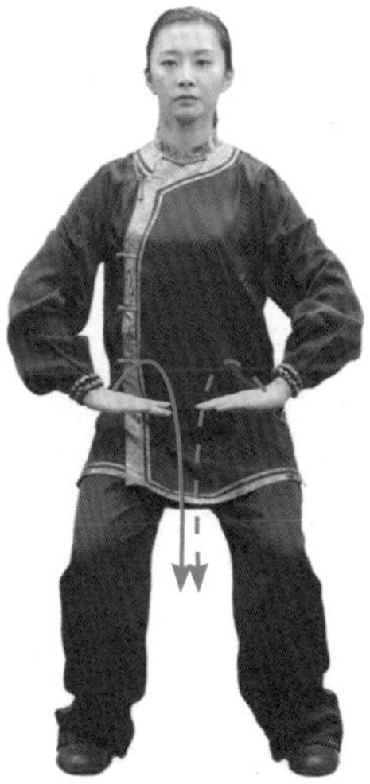

要求

1. 身体侧屈时，从腰至胸、从肩至手，节节引动，动作缓慢。

2. 收髋提膝时，应以腰带动。

易错点

1. 身体侧屈时，下方肩向后斜。

2. 身体侧屈时，上手掌心斜向前方，手臂与垂线未成 45°。

3. 身体侧屈时，侧屈方向的腿外展不充分。

纠正

1. 身体侧屈时，下方肩微向前用力，保持胸部向正前方。

2. 身体侧屈时，上臂微屈落于脑后，同时手臂充分内旋，使掌心向上，手臂与垂线成 45°。

3. 以身体向右侧屈为例，左腿向正前方屈膝，右脚以脚掌为轴，脚尖主动向右侧碾转，带动右腿充分外展约 90°。

功效

1. 脊柱的左右侧屈、伸展，增强脊柱关节周围韧带的伸展性、弹性和肌肉力量，从而维护关节的稳定性。

2. 通过脊柱的侧屈、侧伸和下肢的外旋，有助于疏理肝气、宣发肺气。

3. 身体侧屈、两侧顶髋的动作，不仅可牵拉脊柱两侧和臀部，还可牵拉竖脊肌和腰方肌，从而使椎间盘拉开活动度，改善腰椎功能。

6. 摆臀势

口诀：屈蹲插掌牵引脊，从头至尾逐节屈，
缓慢起身成合掌，屈膝下蹲成直立；
摆臀推掌腕胯旋，尾间骶骨应着力；
穿掌摩运穿背后，引气归元双膝屈。

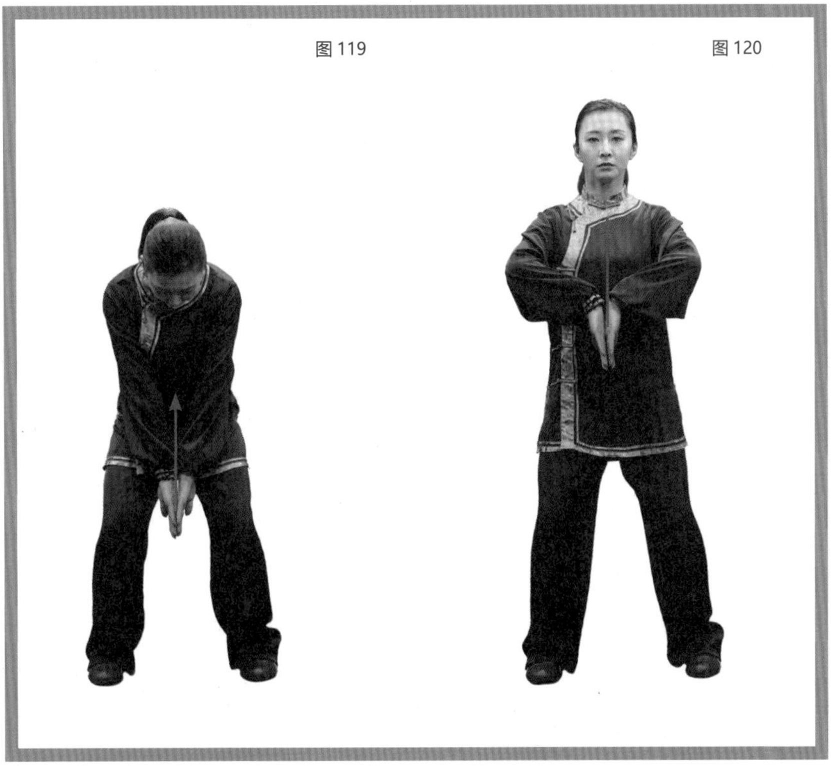

图 119　图 120

图 119
由颈椎经胸椎、腰椎至骶椎逐节牵引，同时两掌手背相靠，指尖向下，目视下方。

图 120
由骶椎经腰椎、胸椎至颈椎逐节直起，同时两臂屈肘上提，目视前方。

图 121

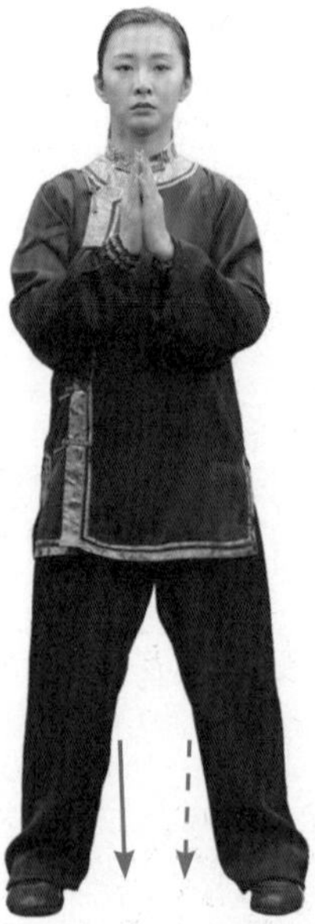

图 122

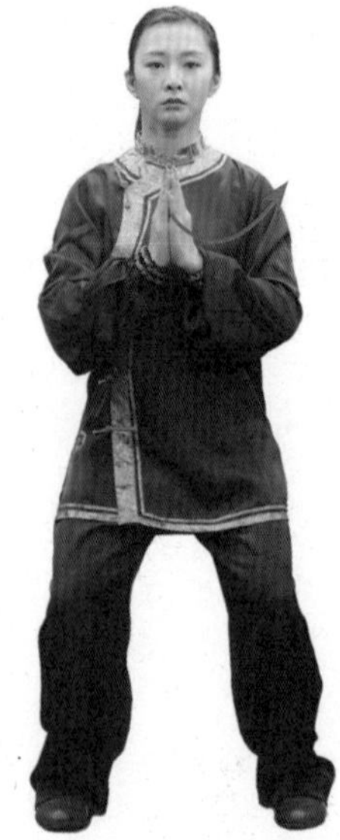

图 123

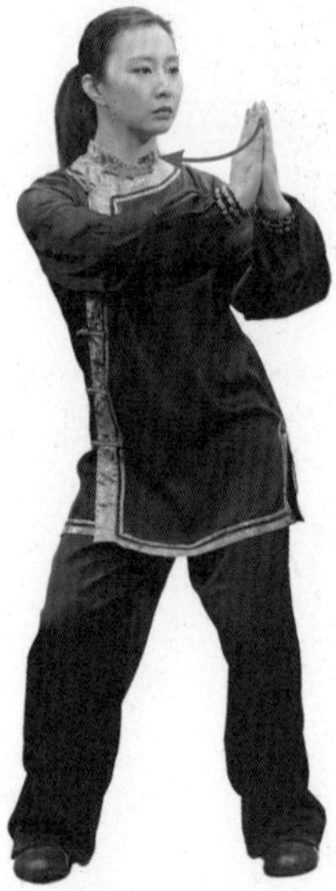

图 124

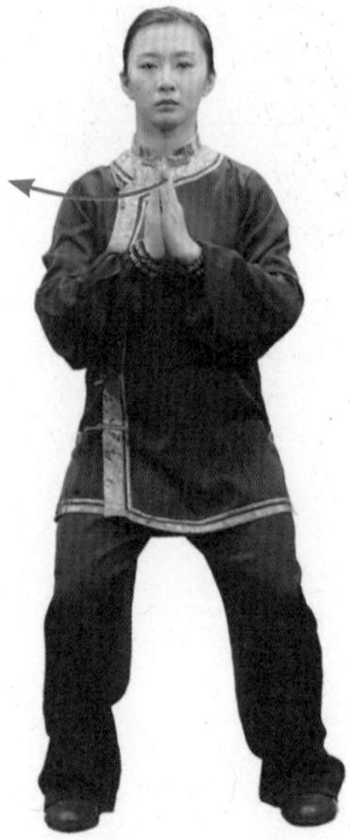

图 121

两腿伸直，转指尖向上，胸前合掌。

图 122

屈膝下蹲，保持头正颈直，目视前方。

图 123

向左前方摆臂、推掌，两臂撑圆，目视左前方，配合吸气。

图 124

两臂放松，两手还原至中正，目视前方，配合呼气。

图 125

向右前方摆臂、推掌，两臂撑圆，目视右前方，配合吸气。

图 126

两臂放松，两手还原至中正，目视前下方，配合呼气。

图 127—图 132

身体以尾椎为点，由左向右顺时针画平圆1圈，同时两掌以腕为轴、以中指尖为点，顺时针画平圆1圈，目随指尖。

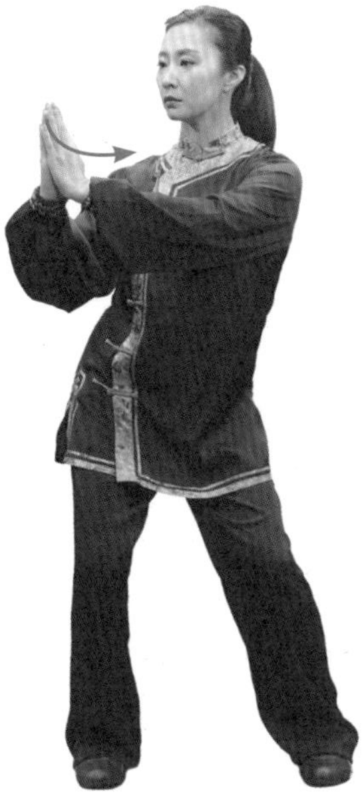

图 125

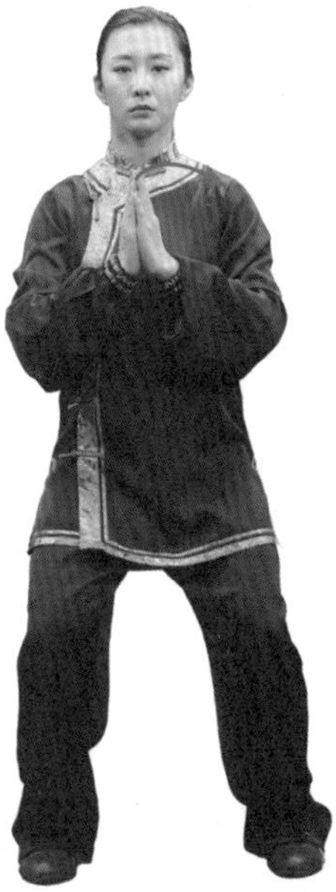

图 126

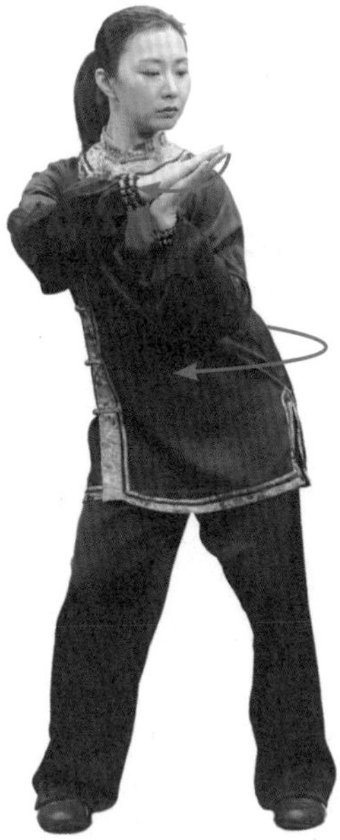

图 127

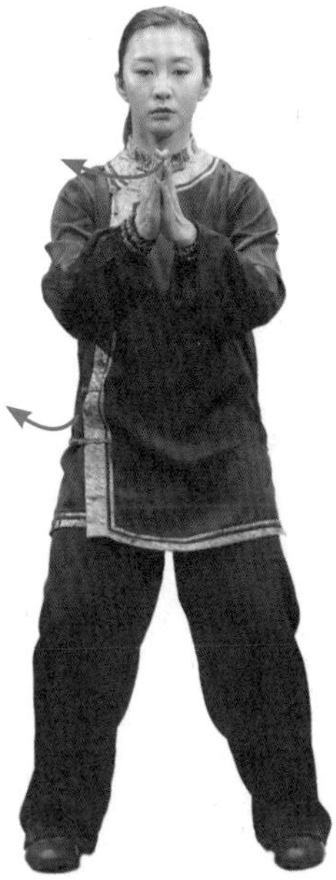

图 128

图 129

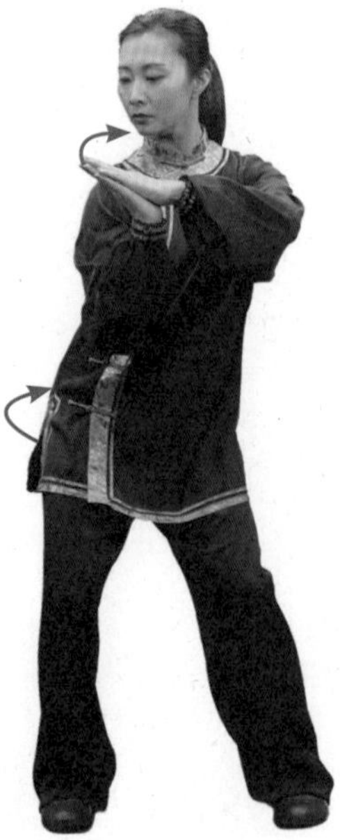

图 130

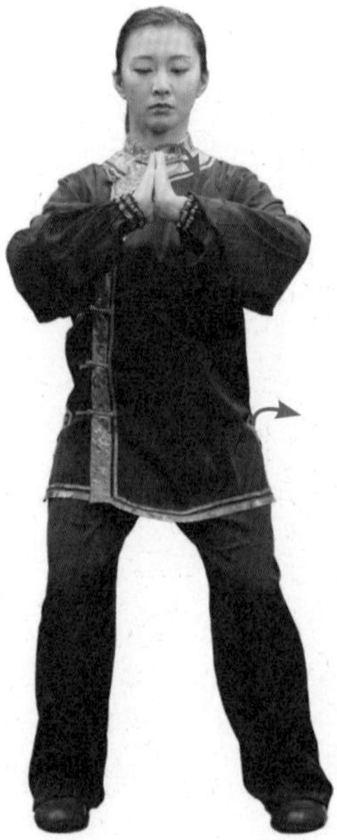

图 131

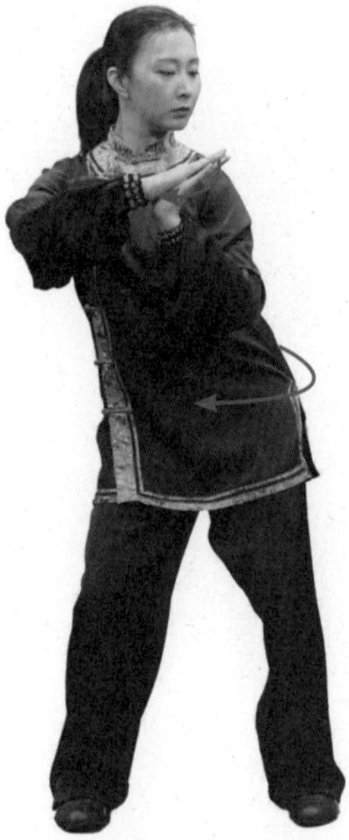

图 132

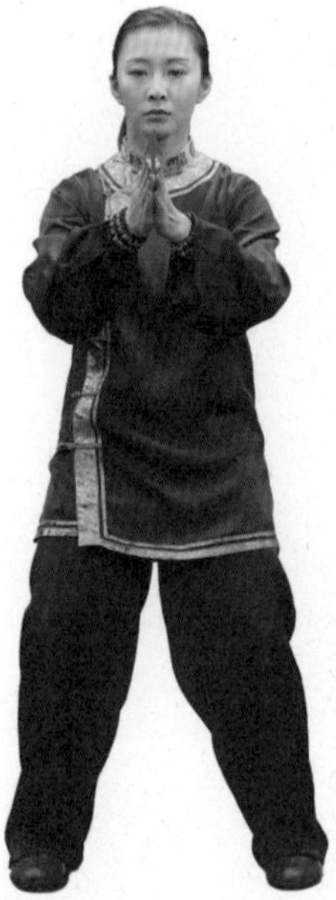

图 133

两掌立起，屈膝下蹲，目视前方。

图 134—图 140

图 134—图 140 动作与图 127—图 133 动作相同，唯方向相反。

图 133

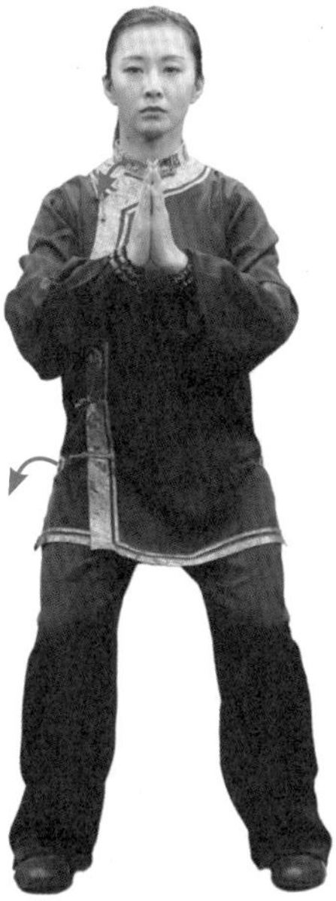

图 134

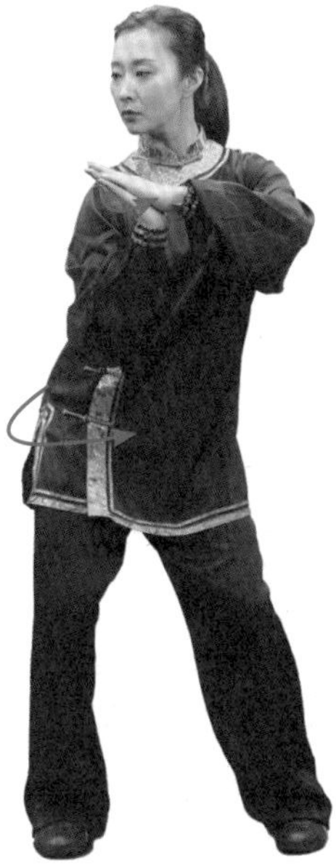

图 135

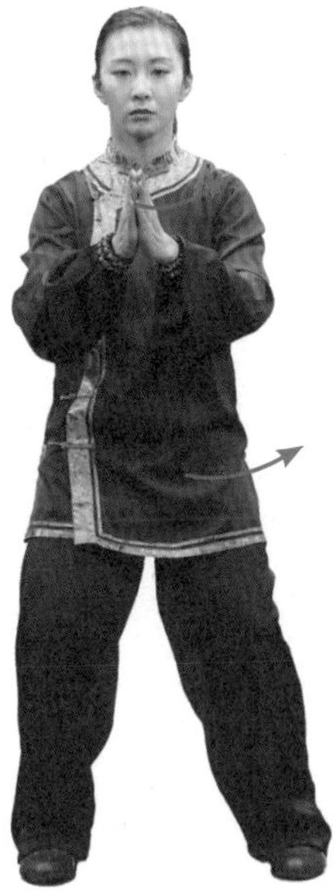

图 136

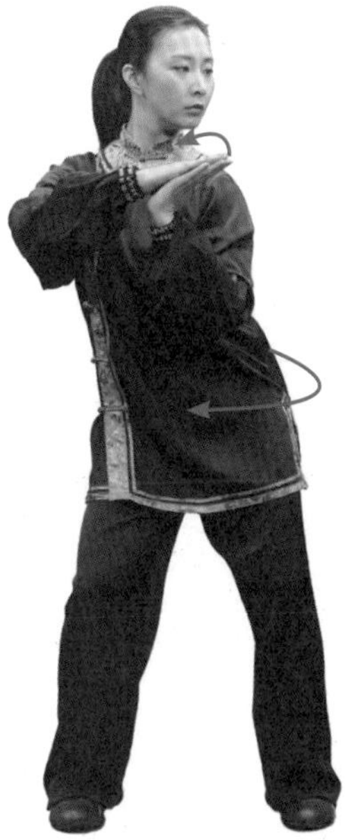

图 137

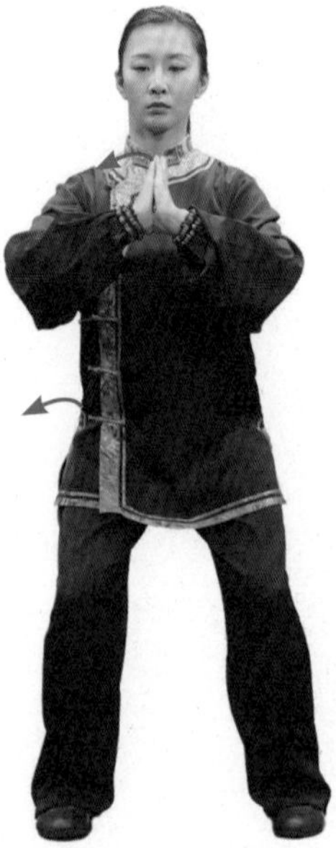

图 138

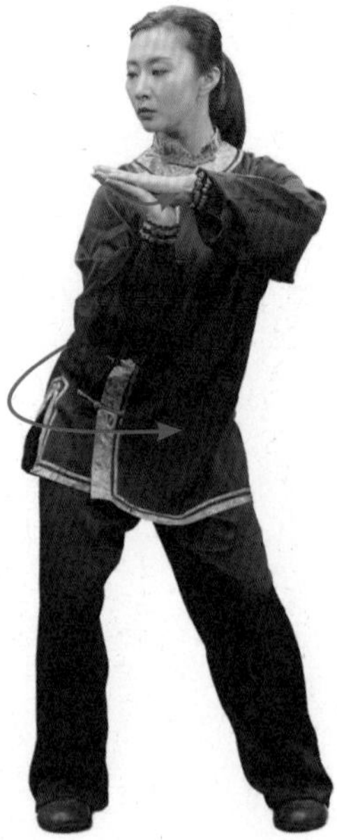

图 139

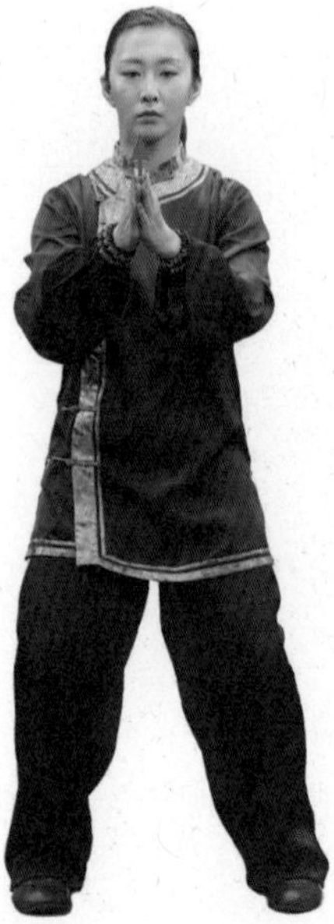

图 140

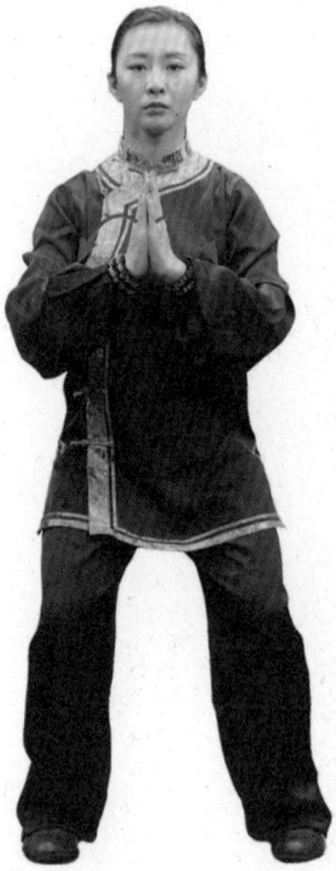

图 141

两掌分开，目视两掌。

图 142

两手手指依次内收，旋腕。

图 141

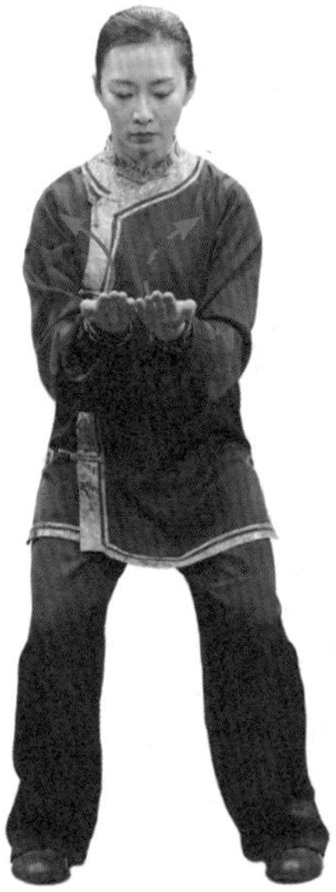

图 142

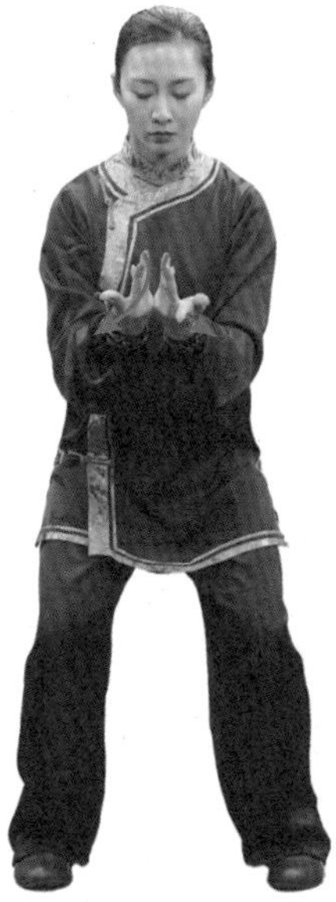

图 143

两手贴置于胸部两侧。

图 144

两手从胸部两侧后穿于肩胛骨下方，掌心向后，指尖向下。

图 143

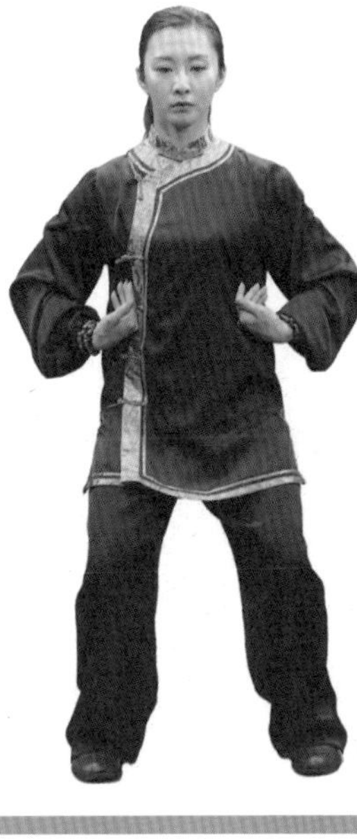

图 144

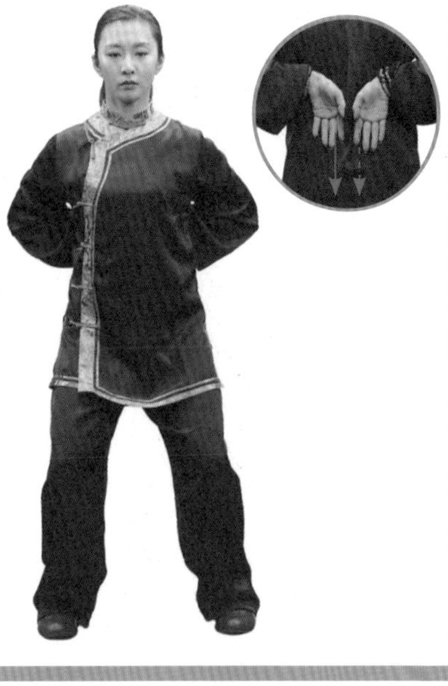

图 145

两腿伸直，两掌下推至环跳穴。

图 146、图 147

两臂外旋侧起，掌心向上，随后两臂向上环抱，两手指尖相对，掌心斜向下，配合吸气。

图 148

屈膝下蹲，两掌下按，与肚脐同高，配合呼气，目视前方。

图 145

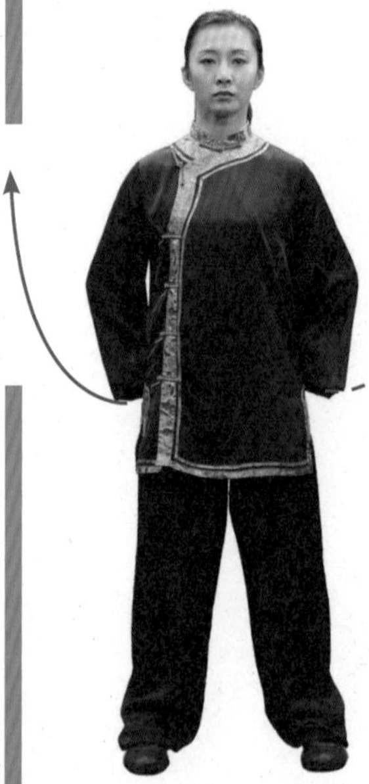

图 146

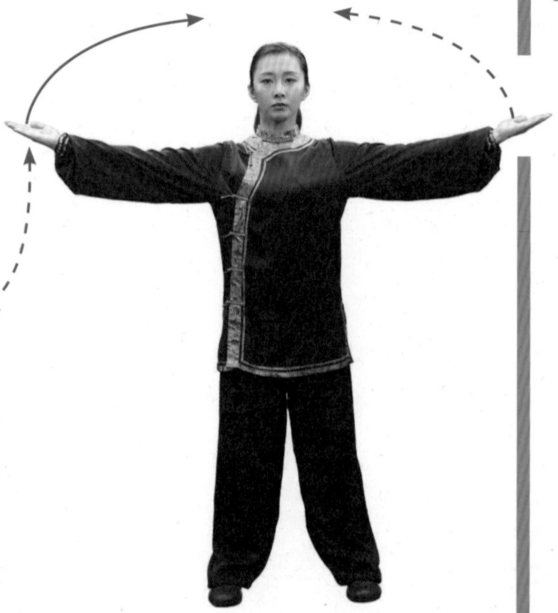

图 147

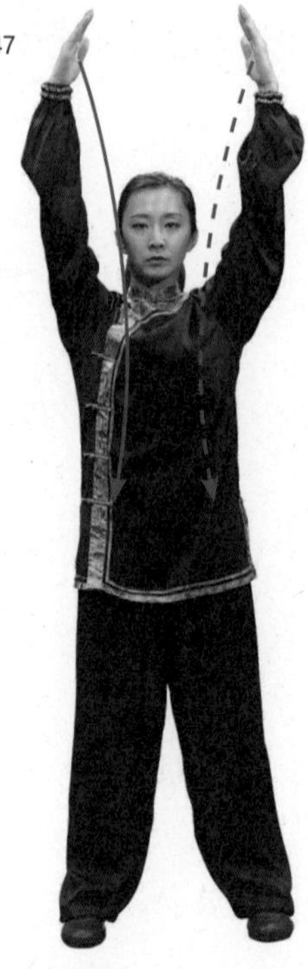

图 148

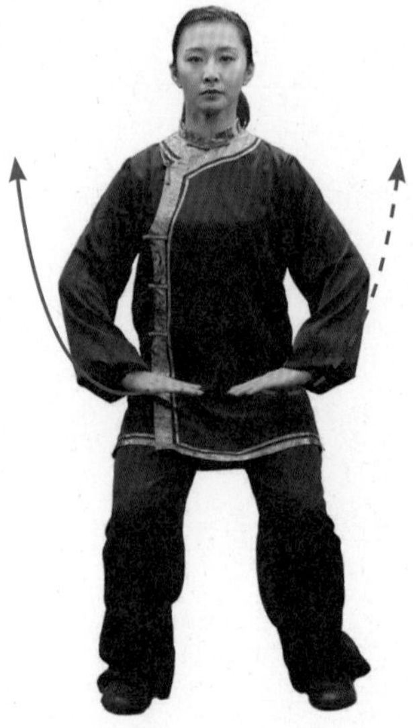

要求

1. 手与摆臀方向一致，目随手走。

2. 摆臀幅度应由小到大，循序渐进。

易错点

1. 动作开始时，直接向前俯身。

2. 摆臀时，移动重心，膝关节随之摆动。

3. 左右摆臀、推掌时，掌根分开，指尖向前倾斜。

4. 尾闾画平圆摆臀时，指尖倾斜角度过大，掌根移动。

纠正

1. 俯身时，从颈椎开始，经胸椎、腰椎到骶椎由上至下逐节向前卷曲；起身时，从骶椎开始，经腰椎、胸椎到颈椎由下至上逐节竖直立正。

2. 无论是做侧摆臀还是画平圆摆臀，膝以下不动，腰、臀随尾闾摆动。

3. 左右摆臀、推掌时，掌根运行路线为在膻中穴前水平面上的半圆弧线，要求在掌根不分开、掌指不向前倾的情况下，两掌尽力画弧侧前推。

4. 尾闾画平圆摆臀时，掌指随之摆动，需要注意四点：一是掌根位于膻中穴前约 10 厘米处，且其是立腕摆转的轴，不能移动；二是指尖画圈时，倾斜的角度约 45° ，不可过大；三是两掌相合，两小臂约成一条直线，且指尖倾斜摆时，也要保持直线不变；四是掌指与尾椎的摆动方向要一致。

功效

1. 通过前后、左右的摆臀动作，以尾椎带动脊柱，再带动四肢运动，不仅可对脊柱及内脏起到按摩作用，还可增强腰、髋关节的灵活性。

2. 臀部在摆动和旋转时，以尾椎带动脊柱活动，再配合盆底肌有规律地收缩和舒张，可使尾骨肌、盆底肌和尿道肌得到锻炼，肌力逐渐增强，对小便的控制力也会大大提高。俯身的动作可以通调三焦之气，两掌沿脊柱下推的动作可以疏通膀胱经，使尿失禁症状得到改善。

3. 通过以腰带臀进行顺时针、逆时针旋转运动，可有效促进腰部肌肉的血液循环，恢复腰部肌肉和周围韧带对腰部的保护作用，有利于腰肌劳损的康复。

4. 进行摆臀时，要求速度均匀、用力适中，通过扭转、摆动对内脏起到挤压按摩的作用，从而促进肠道的蠕动，有效地改善消化不良和便秘等症状。

5. 合掌旋转，可以对肩、肘、腕和指关节起到按摩和牵拉的作用。

6. 以左摆臀为例，可使右侧缩短的阔筋膜张肌通过反向（左侧）旋转进行伸展，从而调整人体存在的骨盆右旋姿态。右摆臀作用力相反。

7. 摩肋势

口诀：两臂侧摆腿直立，扣脚转身抡双臂；

俯身掌心贴脚尖，掌根摩肋体重移；

虚步伸掌掌上提，摩运肋间微用力；

眼随掌走后退步，以腰带臂调呼吸。

图 149

两腿伸直，两臂侧起，与肩平齐，目视前方，配合吸气。

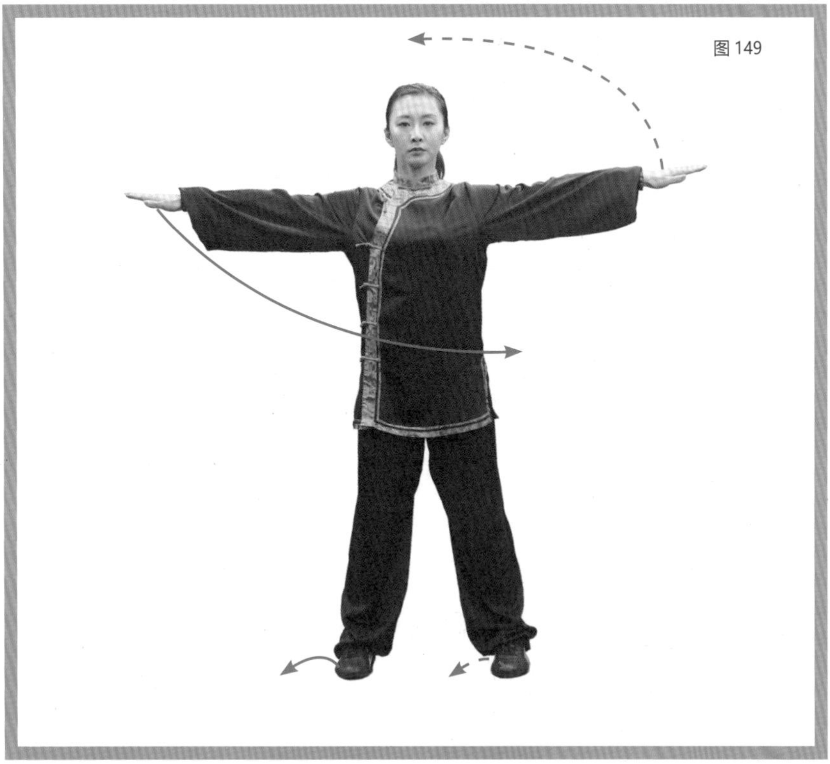

图 150

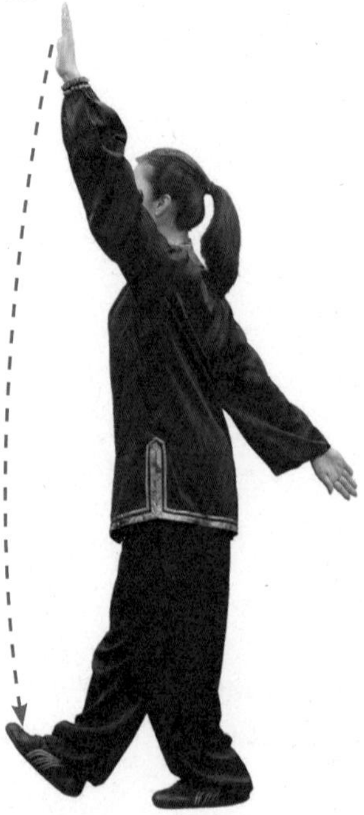

图 151

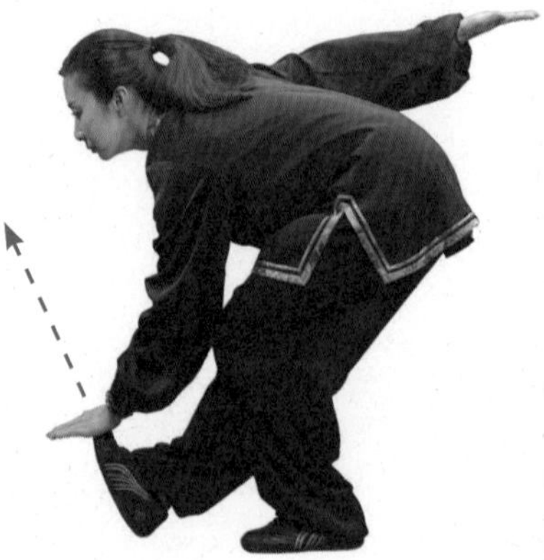

图 152

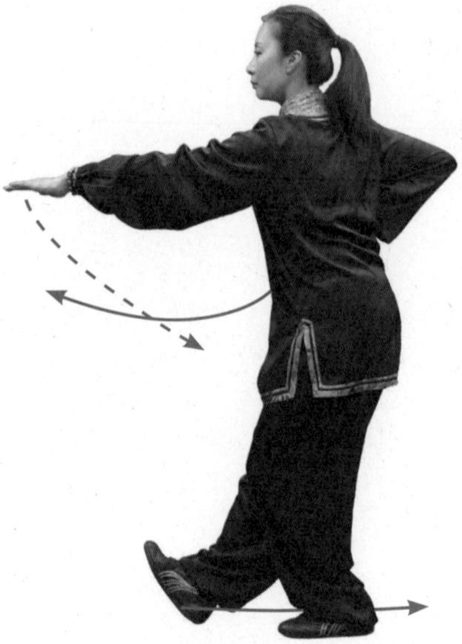

图 153

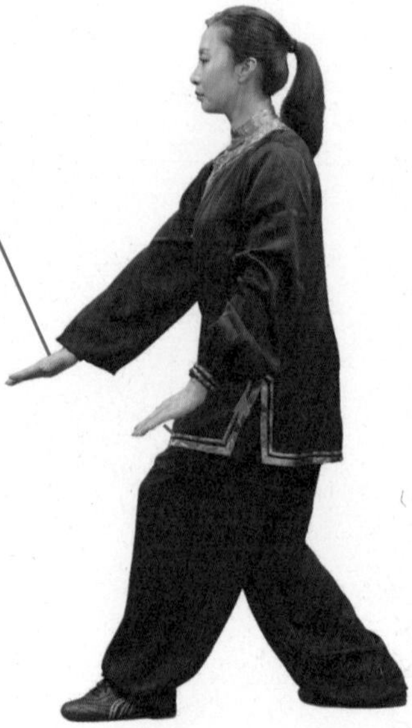

图 150

左脚尖内扣，右脚尖外展上翘，身体随右转90°，带动左臂向上、向前抡动，右臂向下、向后抡动，两肘微屈。

图 151

向前俯身，带动左臂向下，左掌心轻贴右脚尖，左肘微屈，同时右臂向后、向上举，右掌心向上，右肘微屈，目视前下方，配合呼气。动作稍停。

图 152

身体直起，同时右臂屈肘，右掌收至右腋下，掌心向内，左手上摆至身前正中线，与膻中穴同高，配合吸气。

图 153、图 154

右脚向右后方退步，同时右掌根沿腋下中线经右髋侧向前、向上摆至身前正中线，与膻中穴同高，左手经左髋侧向上提至腋下，配合呼气。

图155

左脚向左后方退步，同时左掌根沿腋下中线向下推摩至髋关节，随后左手向前画弧上摆至身前正中线，与膻中穴同高，左肘微屈，右掌经右髋侧向后画弧摆动，目视左手方向，配合吸气。

图156

身体前倾，左腿屈膝，右脚尖翘起，同时左掌下按，掌心轻贴右脚尖，右臂向后、向上举，目视前下方，配合呼气。

图157—图159

起身，右脚内扣，左脚尖外展翘起，身体左转，同时双臂顺时针抡动，右臂至右肩上方，左臂至身体左后方，配合吸气。

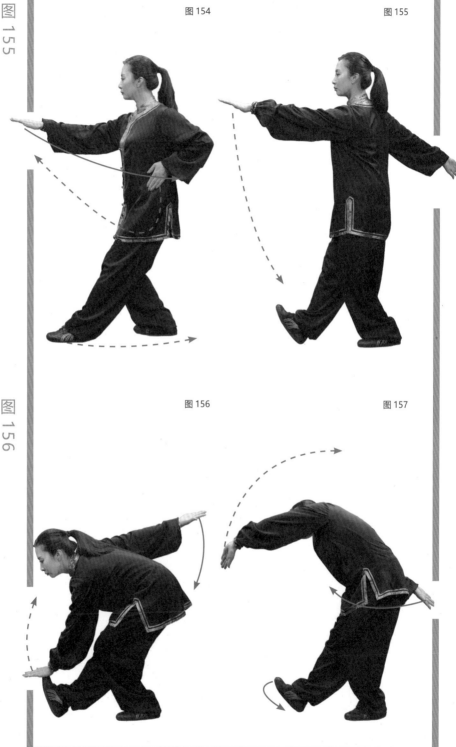

图154

图155

图156

图157

图 158

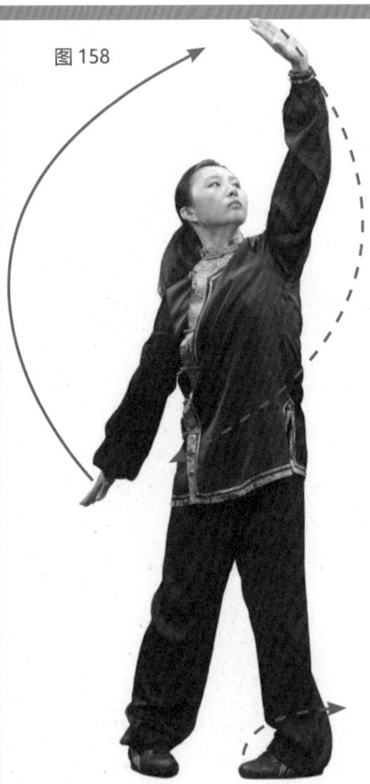

图 159

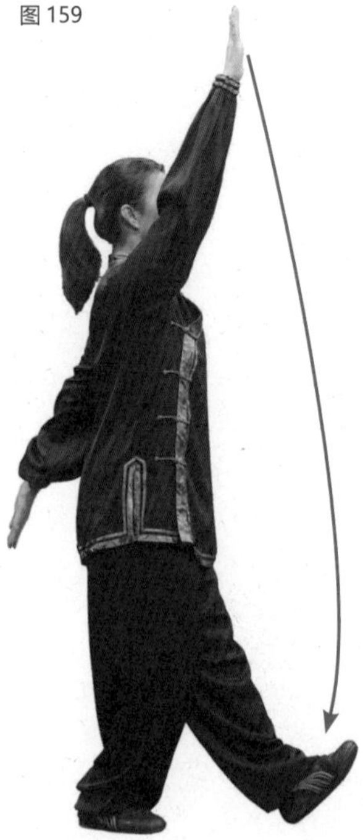

图 160

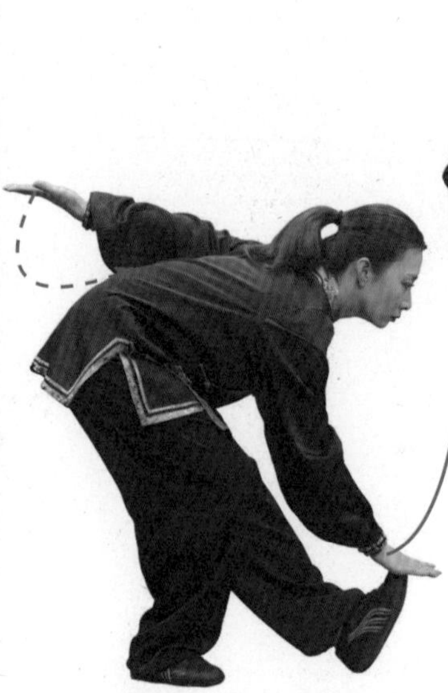

图 161

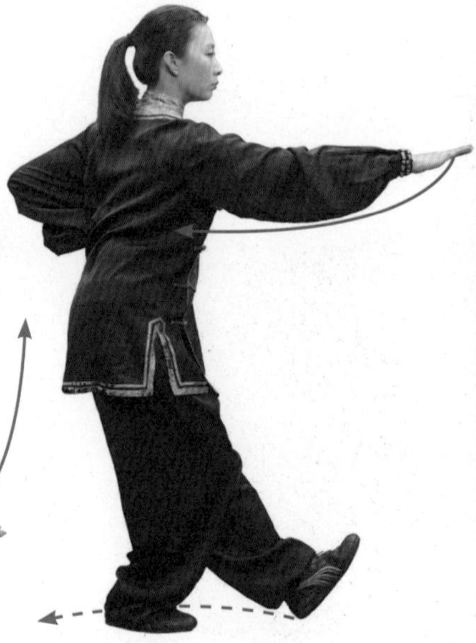

图 160

俯身，右掌心贴左脚尖，左臂向后、向上举，目视前下方，配合呼气。

图 161

起身，左臂屈肘，左掌收至左腋下，掌心向内，右手上摆至身前正中线，与膻中穴同高，目视右手方向。

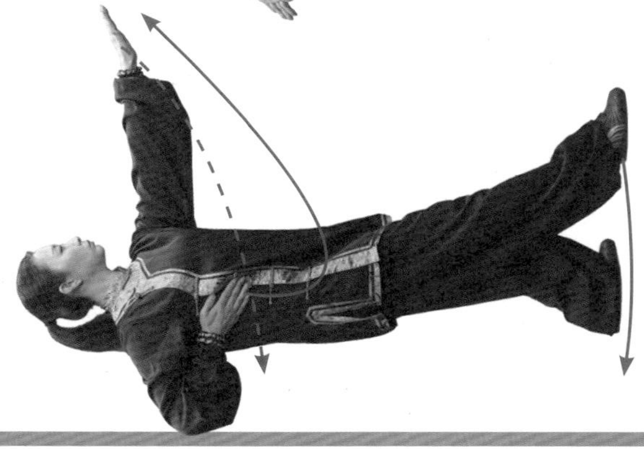

图 162

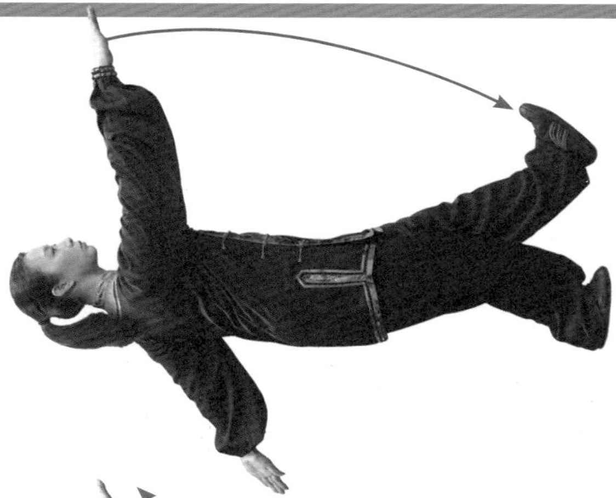

图 163

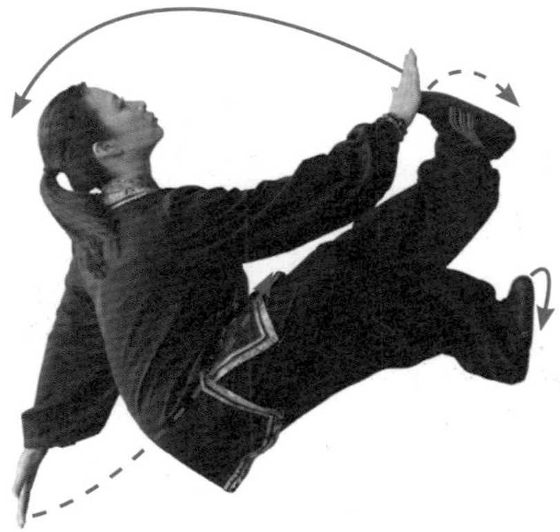

图 164

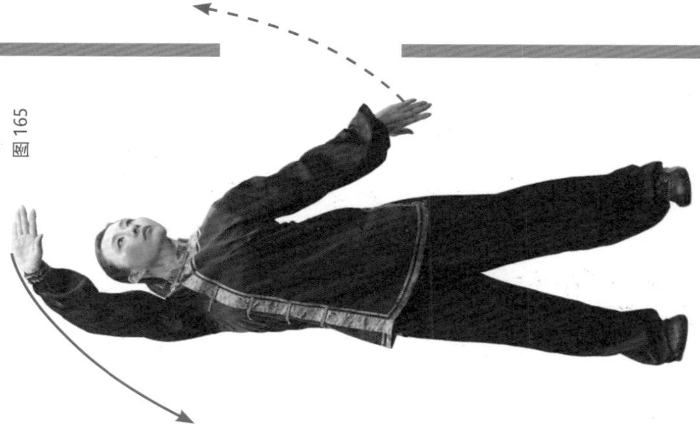

图 165

图 162

左脚向左后方退步，重心后移，成右虚步，右臂屈肘，右掌收至右腋下，掌心向内，左手上摆至身前正中线，与膻中穴同高，配合吸气。

图 163

右脚向右后方退步，重心后移，成左虚步，同时右掌根沿腋中线向下推摩至髋关节，随后右手向前画弧上摆至身前正中线，与膻中穴同高，右肘微屈，左掌经髋侧向后弧线摆动，目视右手方向，配合呼气。

图 164

左脚尖翘起，身体前倾，右掌下按，掌心轻贴左脚尖，左臂向后、向上上举。

图 165、图 166

起身，左脚内扣，右脚尖外展，身体随之转正，带动双臂逆时针摆至身体两侧。

图 166

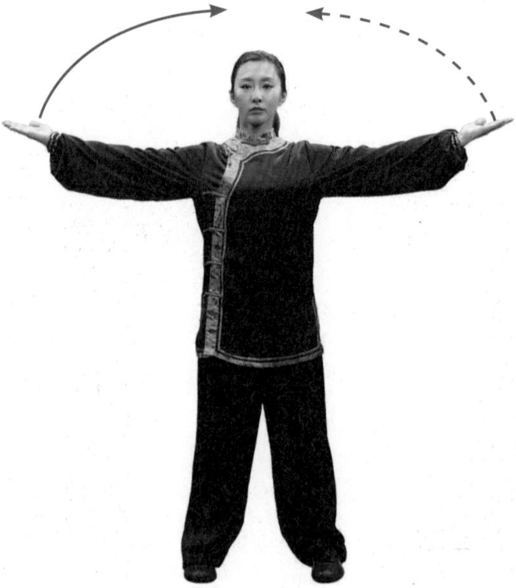

图 167

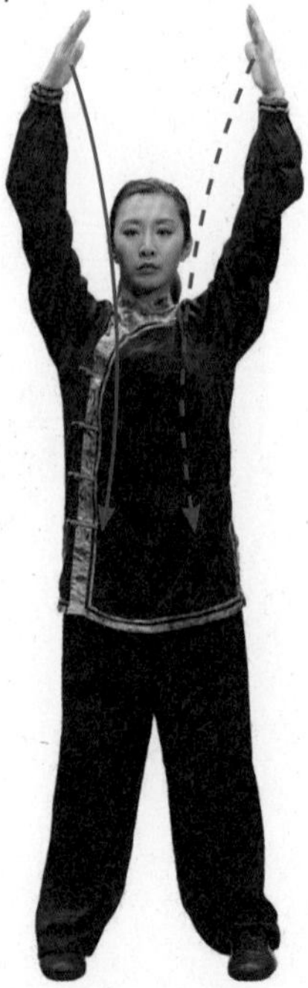

图 168

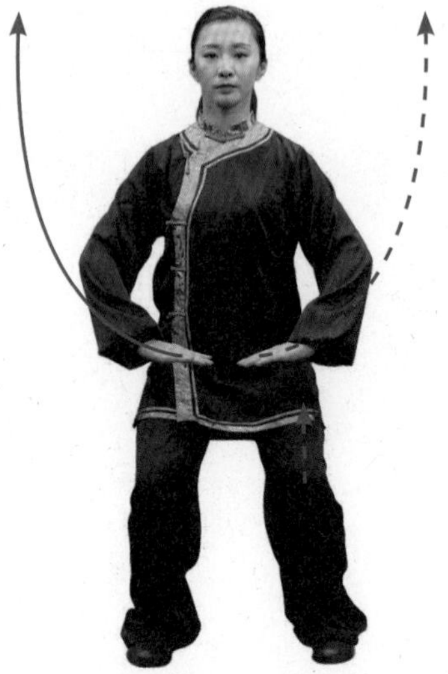

图 167

两臂向上环抱，指尖相对，掌心斜向下，配合吸气。

图 168

两腿屈膝，两掌下按至与肚脐同高，目视前方，配合呼气。

要求

在刚开始练习时，可把动作分解，先练退步，再练站立姿势和摩肋，然后再整体练习。

易错点

1. 俯身摸脚尖时，低头看脚，后手上举不充分。

2. 摩肋时，手平拉收至腋下。

3. 退步时，重心起伏过大。

4. 退步摩肋时，手臂摆放不到位。

纠正

1. 俯身摸脚尖时，抬头的同时眼睛要往前下方看，以脊柱为轴，前手的肩部向下，后手的肩部向上，后手充分后上摆，掌心向上。

2. 摩肋时，手应经髋侧上提至腋下。

3. 退步时，保持两膝微屈，避免重心起伏过大。

4. 随着退步摩肋，要以脊柱为轴，两肩前后摆转，使前手、两肩、后肘摆成一条直线。

功效

1. 通过抡臂、攀足和腿部的屈伸，可以增强肩关节的灵活性和下肢的柔韧性。

2. 通过两手对两肋、大包穴的按摩，以及脊柱的左右拧转，可以促进肝的疏泄和脾的运化功能。

3. 以腰带动脊柱左右旋转，可牵拉椎旁肌，改善腰椎侧弯。

8. 飞身势

口诀：两臂侧起肘微屈，起身抬腿似鸟飞；
两掌画弧侧前落，移动重心并步立；
转身扭头抻双臂，上下牵拉扭动脊；
拧腰转掌身后看，两臂平伸调气息。

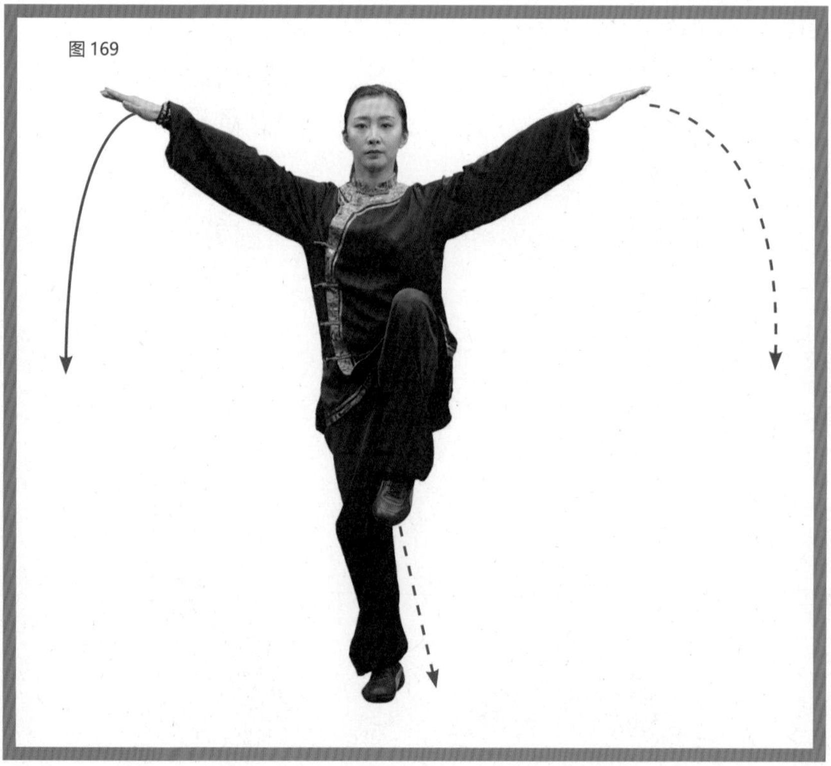

图 169

右腿伸直，左膝提起，同时两臂侧起，目视前方，配合吸气。

图 170

左脚向左前方上步，成左弓步，同时两臂下落于身体两侧，配合呼气。

图 171

重心左移，右膝提起，脚尖向下，同时两臂向后、向上侧起，配合吸气。

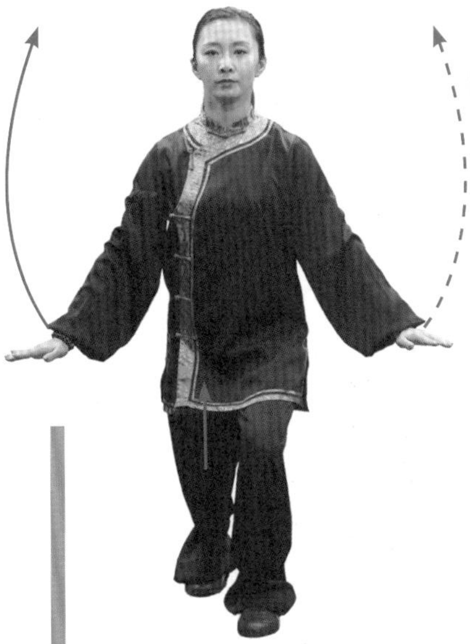

图 170

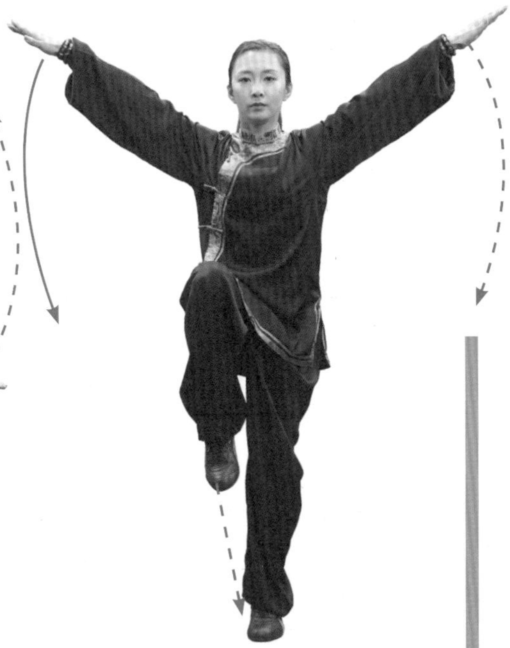

图 171

图 172

右脚下落与左脚并步，两膝微屈，两臂向前下落。

图 173

两腿伸直，左臂向前、向上举，右臂向下、向后摆。

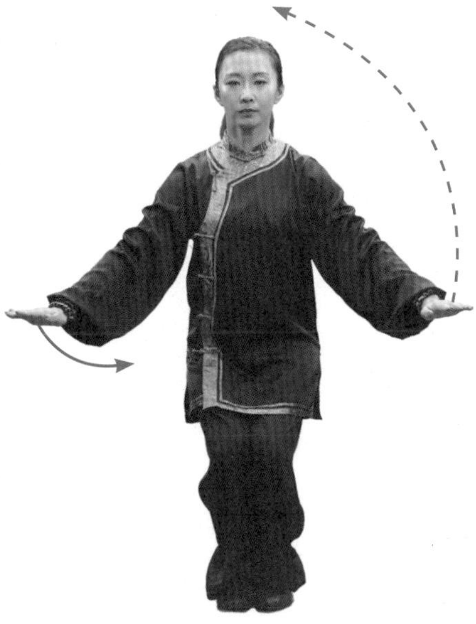

图 172

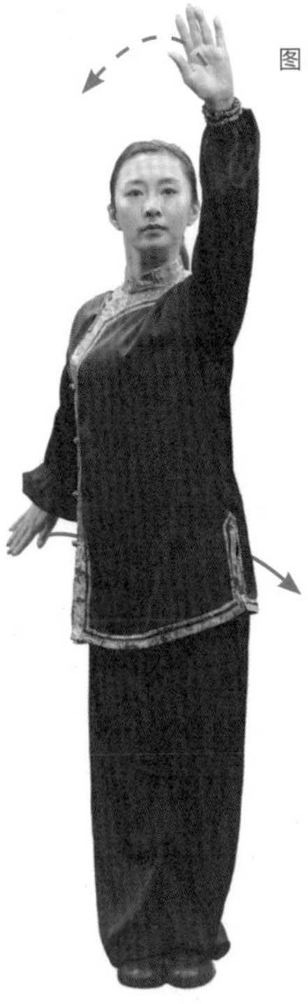

图 173

图 174

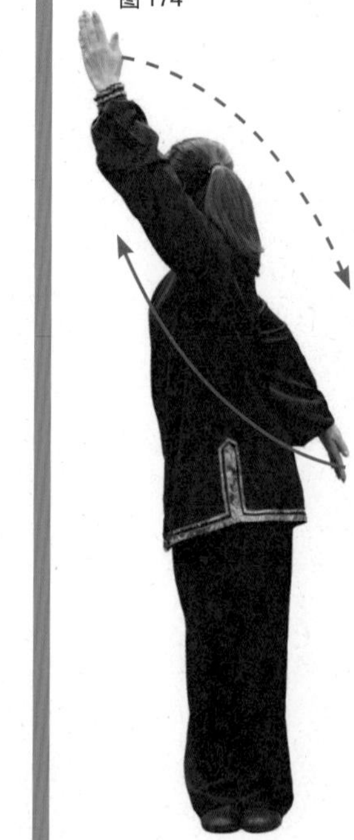

图 175

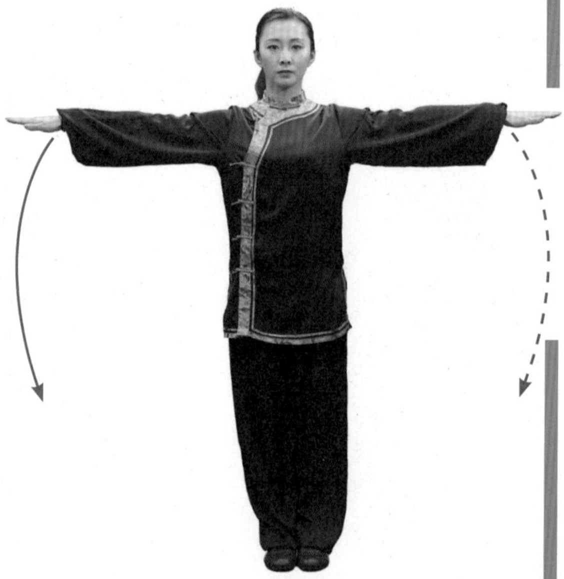

图 174

躯干向右后方转动，同时带动左臂外旋、右臂内旋，目视右后方。

图 175

躯干回正，带动左臂内旋下落、右臂外旋上举，与肩平齐，掌心向下，目视前方。

图 176

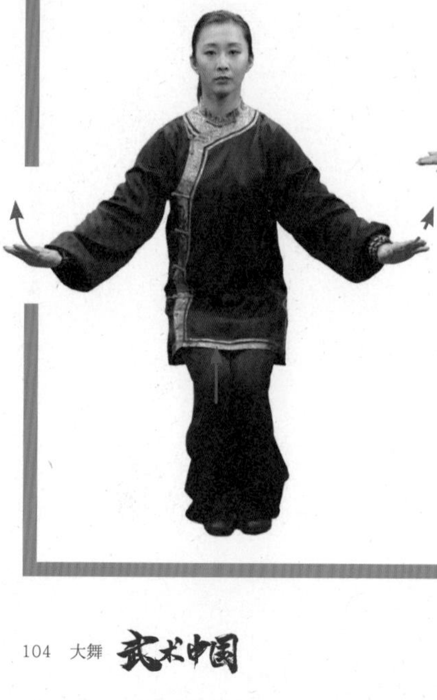

图 177

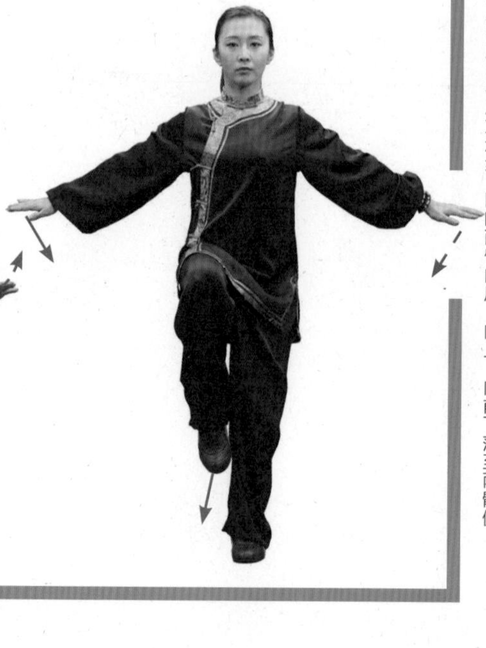

图 176

屈膝下蹲，两臂向前下方下落。

图 177、图 178

右膝提起，然后右脚向右后方退步，同时两臂向后、向上、向前下落至两髋侧。

图 179—图 181

左膝提起，然后左脚后退并步，同时两臂向后、向上、向前下落至两髋侧。

图 178

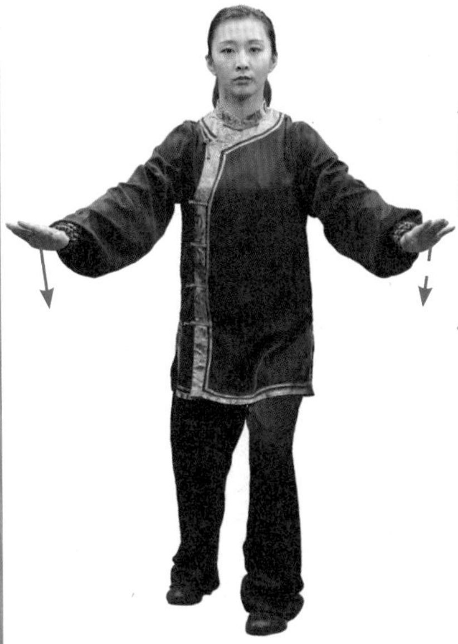

图 179

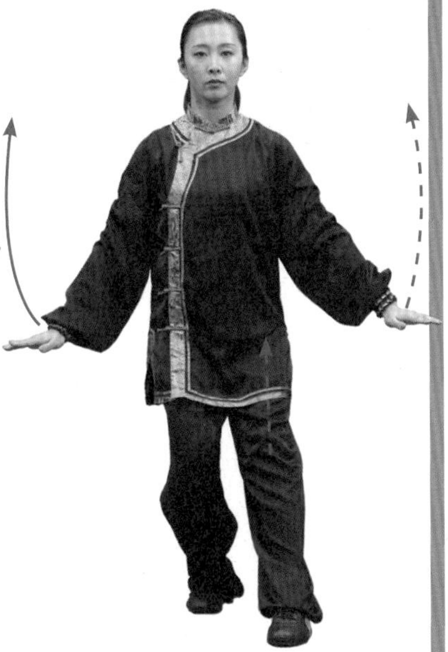

图 180

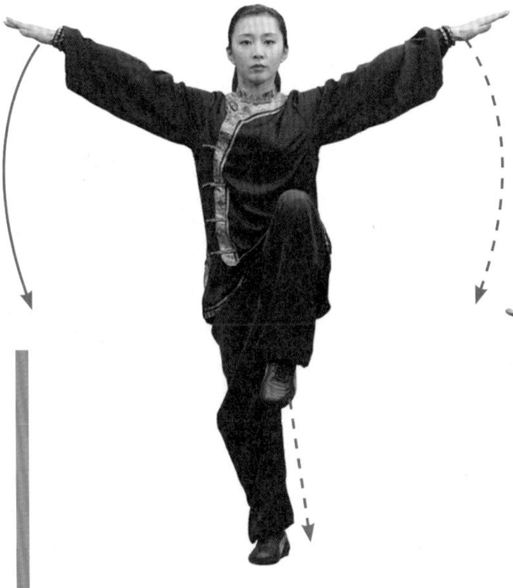

图 181

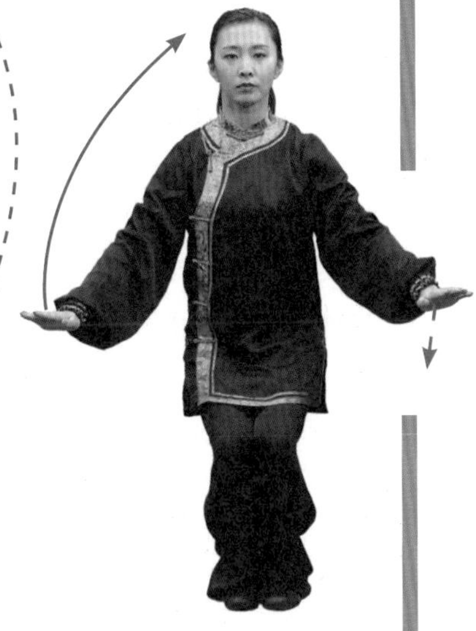

图 182

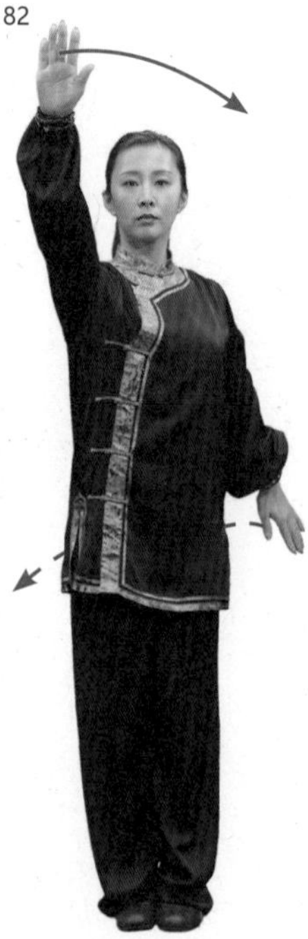

图 183

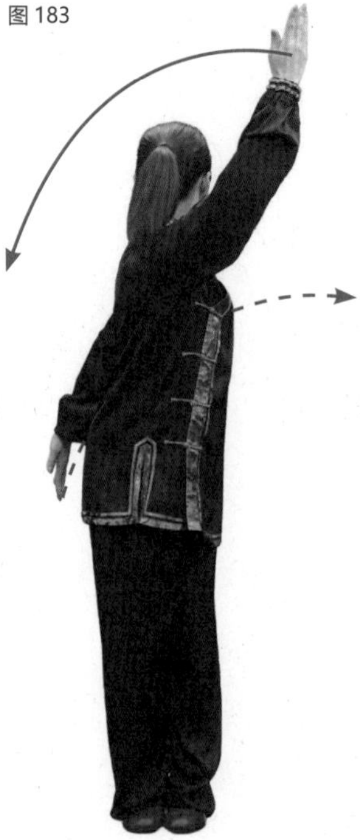

图 184

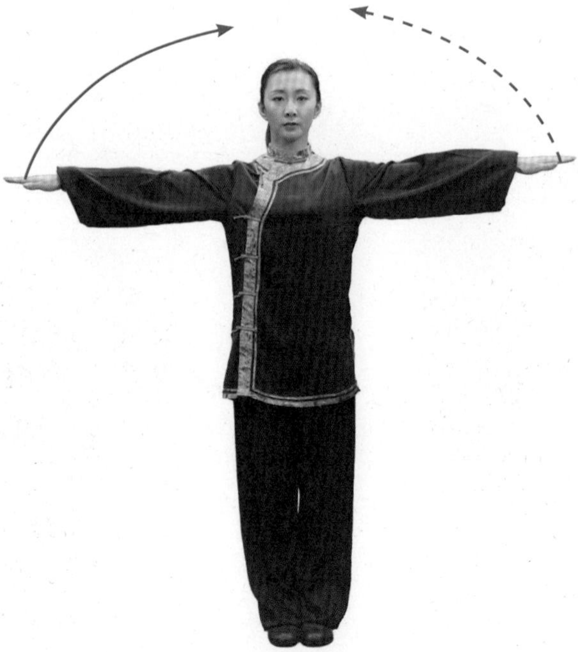

图 182

两腿伸直，右臂向前、向上举，左臂向下、向后摆。

图 183

躯干向左后转动，带动右臂外旋、左臂内旋，目视左后方。

图 184

躯干回正，带动右臂内旋下落、左臂外旋上举，与肩平齐，掌心向下，目视前方。

要求

1. 身体左、右旋转时，以脊柱为中心，动作缓慢，幅度由小到大，循序渐进。

2. 松中有紧，紧中有松。

易错点

1. 展翅摆臂时，以肩为轴，直臂摆动，身体僵硬，没有弹性。

2. 两臂向下、向前摆动有余，向后、向上摆动不足。

3. 并步时，两膝未微屈。

4. 转身旋臂不充分，前方手臂肘部过低。

纠正

1. 摆臂时，以腰带肩，以肩带臂，以臂带掌，像鸟翅一样上下、前后摆动，肩、肘、腕放松，肘关节微屈，同时脊柱也要放松，并随两臂摆动而前后小幅度蠕动。

2. 以水平线为准，两臂上下、前后摆动幅度不超过 45°。

3. 并步时，两膝要微屈。

4. 向右转身并旋臂时，左臂摆至前上方 45°，左肘微屈且高于肩，大小臂夹角约 120°，同时右臂摆至后下方 45°，头向右后方平转。

功效

1. 在保持身体直立的情况下，两臂做上下的牵拉、旋转，脊柱前后小幅度蠕动，可充分地牵拉腰、背部肌群，有效地缓解腰痛。

2. 通过单腿上步和退步可以提高身体的平衡能力。

3. 通过胸腹的上提和下落来按摩内脏。

4. 通过两臂上举、下落可带动全身的气血升降。

5. 脊柱的前后蠕动和左右旋转，可牵引三焦、任督二脉、带脉等周身的经络，起到理顺全身气血的作用，为收势做好准备。

收势

口诀：两手缓慢向上举，屈肘合抱调呼吸；
掌指相对向下按，胸前向内至肚脐；
动作协调有韵律，三次起落调心理；
将气收归丹田处，放松身体再离去。

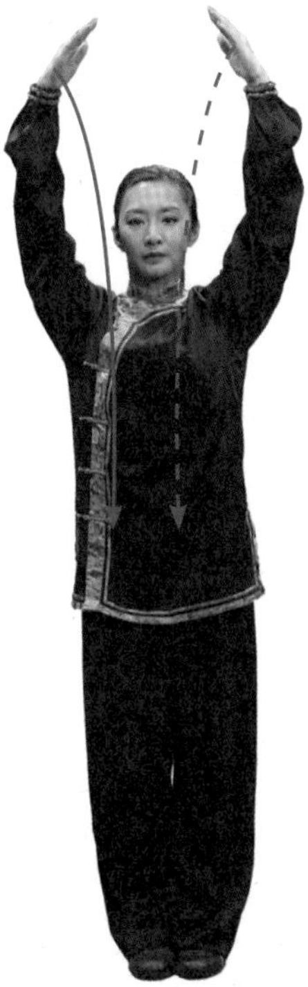

图 185

图 185 两臂向上环抱，指尖相对，相距约 10 厘米，掌心斜向下，配合吸气。

图 186

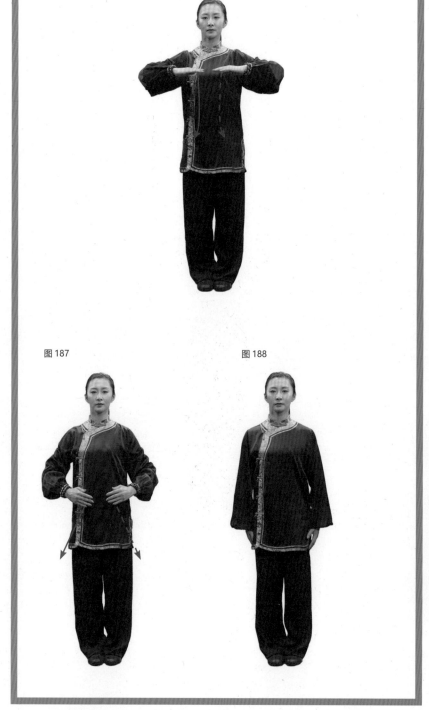

图 187

图 188

图 186

两掌沿体前缓慢下按至胸前。

图 187

两掌转掌心向内，然后下落，与肚脐同高，掌心与肚脐相距约 10 厘米，掌心对下丹田，指尖斜相对，相距约 5 厘米，目视前方，配合呼气。动作稍停。

图 188

两臂放松，自然下落，掌心轻贴两腿外侧，目视前方，自然呼吸。

要求

1. 手臂环抱于腹前时，要有内敛之势，掌心对下丹田时，动作稍停。

2. 动作宜松、柔，自然流畅，心静体松，气定神敛。

3. 练功结束后，应做搓手、洗脸、叩齿、鸣天鼓、摩腹、拍打等放松动作。

4. 练功后适当饮水，达到收敛心神、引气归元的效果。

易错点

1. 两臂向上环抱时，两臂过直，带动两肩上抬，胸廓上提。

2. 两掌下落时，直接转掌心向内。

纠正

1. 两臂上抱时，松腰沉肩，肘部微屈，手臂环形上抱，两手在头顶上方指尖相对，相距约 10 厘米，掌心向下。

2. 两掌先体前下按至胸前，再转掌心向内，下落至丹田，稍停调息，最后落手垂臂于体侧。

功效

收敛心神，引气归元。

参考资料

[1] 国家体育总局健身气功管理中心 . 健身气功：大舞 [M]. 北京：人民体育出版社，2010.

[2] 国家体育总局健身气功管理中心 . 健身气功知识荟萃：二 [M]. 北京：人民体育出版社，2014.

[3]孟峰年 . 中国传统体育养生概论[M]. 北京：民族出版社，2014.

[4] 田广林 . 中国传统文化概论 [M]. 第二版 . 北京：高等教育出版社，2011.

[5]王凤阳 . 中国传统养生概论[M]. 北京：高等教育出版社，2010.

[6] 邱丕相 . 中国传统体育养生学 [M]. 北京：人民体育出版社，2007.